正脊知識、自我檢測、改善NG姿勢

脊椎好，病就少

終結腰酸背痛自救書

中國首都醫科大學中醫藥學院
王淼 醫師——著

【全身穴位圖】

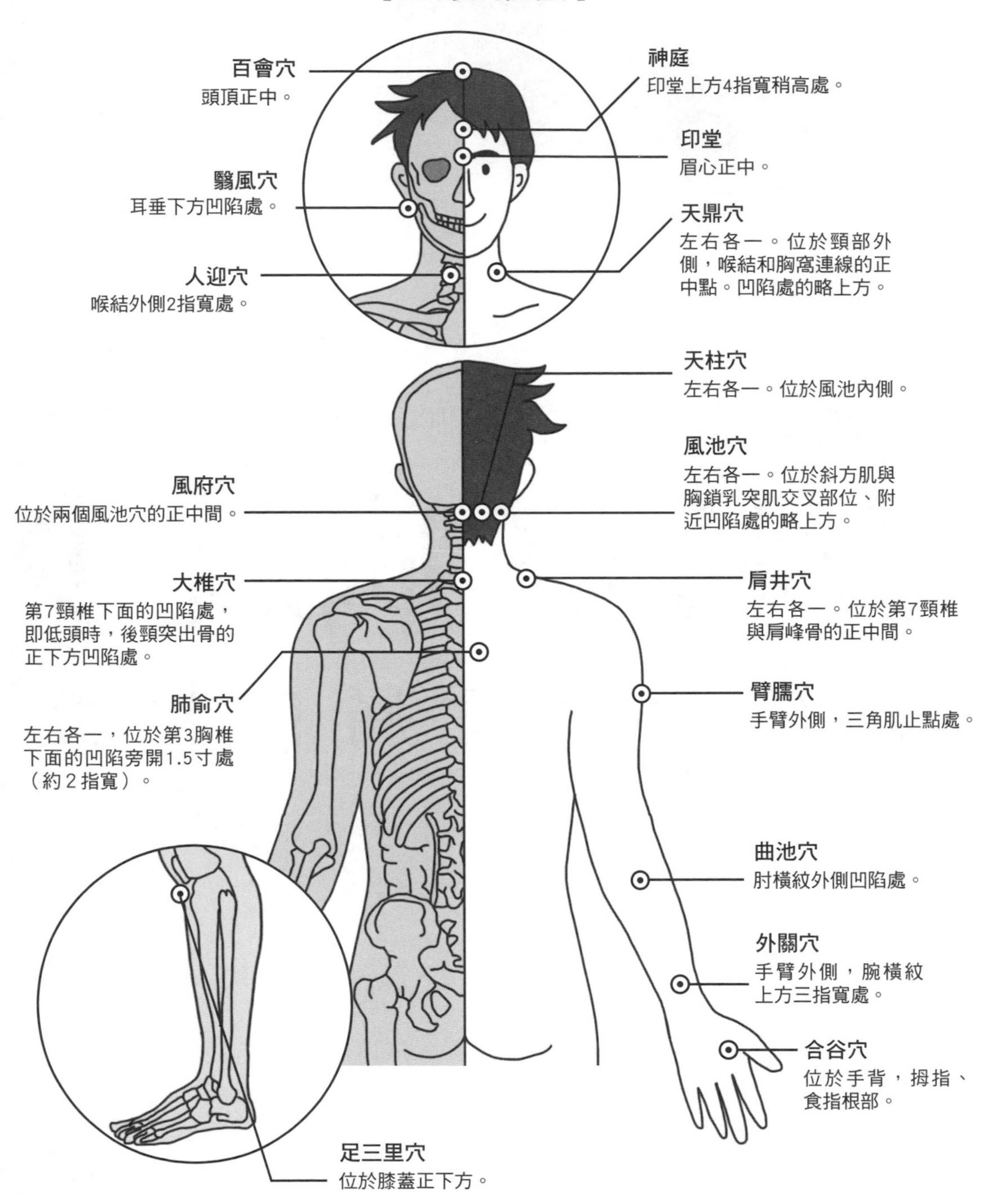
百會穴
頭頂正中。
神庭
印堂上方4指寬稍高處。
印堂
眉心正中。
翳風穴
耳垂下方凹陷處。
天鼎穴
左右各一。位於頸部外側，喉結和胸窩連線的正中點。凹陷處的略上方。
人迎穴
喉結外側2指寬處。
天柱穴
左右各一。位於風池內側。
風池穴
左右各一。位於斜方肌與胸鎖乳突肌交叉部位、附近凹陷處的略上方。
風府穴
位於兩個風池穴的正中間。
大椎穴
第7頸椎下面的凹陷處，即低頭時，後頸突出骨的正下方凹陷處。
肩井穴
左右各一。位於第7頸椎與肩峰骨的正中間。
肺俞穴
左右各一，位於第3胸椎下面的凹陷旁開1.5寸處（約2指寬）。
臂臑穴
手臂外側，三角肌止點處。
曲池穴
肘橫紋外側凹陷處。
外關穴
手臂外側，腕橫紋上方三指寬處。
合谷穴
位於手背，拇指、食指根部。
足三里穴
位於膝蓋正下方。

前言

你是否曾莫名其妙感到心慌、胸悶？如果你才步入中年就突然視力下降，如果你工作期間突然眼花耳鳴，你大概想不到，這些問題很可能都跟脊椎有很大的關係。

脊椎上承頭顱，下銜軀幹，是人的中軸骨骼，能夠支持軀幹、保護內臟器官。同時，它亦是人體神經的重要通道，幾乎所有從腦部發出的神經，都經由脊椎到達人體各個器官，一旦脊椎出了問題，神經就會受牽連，人體的某個器官也不可避免地會受到影響。醫學研究發現，到目前為止，有百種以上的疾病與脊椎有關，這些疾病涉及內科、外科、神經科、內分泌科、婦科、兒科、耳鼻喉科、眼科、口腔科及皮膚科等，人體常見的一些不適症狀，諸如頭暈手麻、頸肩酸痛、腰背痛、視力模糊、食慾不佳、睡眠不佳、容易疲勞、駝背、脊椎側彎、記憶力不佳、膚色暗沉、性功能障礙、便祕腹瀉、心律失常等都有可能與脊椎問題有關。脊椎問題，實是百病之源。

進一步說，脊椎問題對工作、生活的影響非常廣泛。比如脊椎側彎、膚色暗沉、駝背等問題，會影響個人形象，傷害自尊與自信，甚至還會連帶影響學業、工作、愛情和婚姻。同時，脊椎問題引起的睡眠品質差、頭暈眼花、排泄不暢等症狀，都能使人產生壓抑、焦慮等不良心理，繼而影響人的工作效率、人際關係和日常生活的幸福指數。另一方面，脊椎問題引起的某些症狀，還會導致夫妻生活不和諧，破壞家庭的甜蜜與和睦。總而言之，說脊椎問題是人類身心健康的殺手一點也不為過。

恐怖的是，目前大多數人都不太重視脊椎問題，一些人即使知道脊椎問題的嚴重性，也沒有找到理想的應對方法。脊椎疾病，正在成為普遍疾病！

本書是常見脊椎疾病康復的快速參考指南，之所以提筆寫下本書，是因為看到許多脊椎病患者，經常在查找相關研究文章以幫助評估和治療時遇到的挫折。同時，本書也是一本簡便實用的脊椎日常保健書，它不需要讀者瞭解詳細的穴位和醫學知識，通俗易懂，易學易做，簡單實用，療效確切，十分適合家庭、個人治療及預防疾病。

第3章 頸椎病，牽一骨而痛全身

第4章 損傷胸椎，就是在損傷五臟六腑

第5章 腰椎有恙，身體不能承重之痛

第6章 對齡養脊椎，健康挺拔活到老

第7章 改善NG姿勢，從生活起居做起

第 1 章

脊椎，人體健美的生命線

脊椎上承頭顱，下銜軀幹，是人體神經的重要通道，由人體奇經八脈之一的「督脈」所貫通，是調節陽經氣血的總部，稱為「陽脈之海」，亦有「人體第二生命線」之稱。「督脈」的循行正在人體脊椎上，統領一身陽氣，主管五臟六腑，同時與主管人體十二條經絡的「任脈」連接，故而脊椎有絲毫損傷，都可能引發嚴重後果。

你瞭解過自己的脊椎嗎

在人體背部中央，有一根從上到下的骨群，這便是脊椎，也就是我們經常提到的脊樑骨。但脊椎並不僅指後背的那根骨頭，還包括圍繞在這根骨頭周圍的肌肉、韌帶、椎間盤以及椎管內的骨髓。

如果把人體看作一座大樓，脊椎就是這座大樓的鋼骨結構，是連接起所有磚瓦的鋼筋，而脊椎骨旁的肌肉、韌帶、神經以及筋膜則是澆築的混凝土。如果想要讓「大樓」穩固，最關鍵的一點便是打好脊椎這個基礎。如果想要讓「大樓」安全且漂亮，就必須有一條健康且強壯的脊椎。因為只有脊椎健康，人才能有正常的呼吸和心跳，才會有健康的消化功能，才能有規律的新陳代謝，才可以向外展現完美的身體狀態。

因此，要想保持身體健康，得先好好瞭解脊椎的作用。

成人的脊椎一共由24塊脊椎骨組成，其中包括頸椎7塊、胸椎12塊和腰椎5塊，此外還有薦骨和尾椎，它們分別借助於韌帶、關節和椎間盤與脊椎連接在一起。人類能夠直立自由行走，便是靠這24塊連接在一起的骨頭。

脊椎處於身體正中央，上端接有顱骨，下延伸至尾骨，其上部較長且活動幅度較大，正好符合人類多是用上半身來操作事物的特性。如果仔細觀察人體解剖圖，可以發現上半截的脊椎就好像是一個支架，胸腔和腹腔的五臟六腑都是靠這個支架固定。相對來說，脊椎的下半截比較短，結構也比較固定，能承擔人體大部分重量，在運動過程中所受到的震盪也會從此處傳遞到下肢，並起到減震的作用，以保護人體生命安全。

脊椎的重要性不言而喻，但脊椎並沒有像身體上的其他骨骼一樣質地堅硬，而是一段相當柔軟且可以保持相當大活動幅度的結構。隨著身體的運動以及承載重量的不同，脊椎的形狀會發生相當大的改變。整個脊椎的四分之三是由椎體構成，四分之一由椎間盤構成。

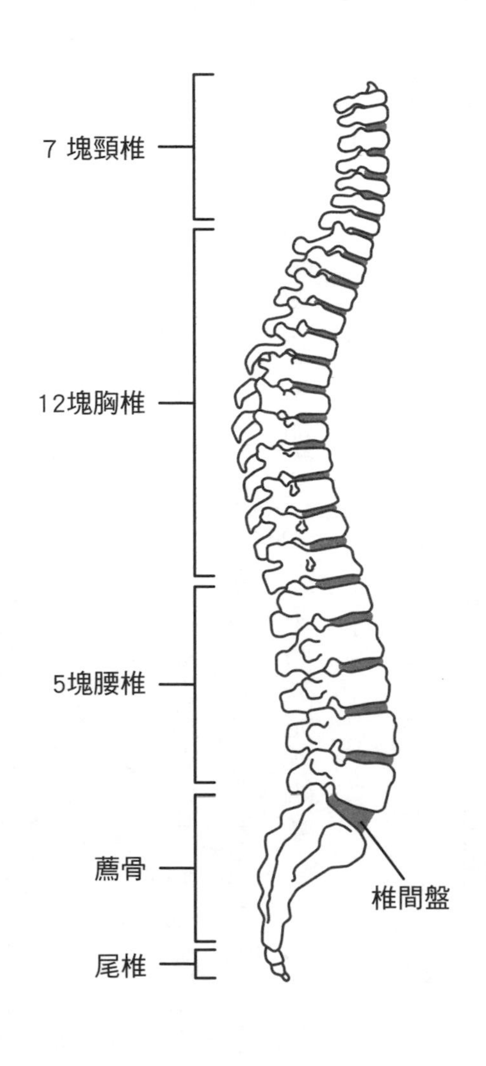

脊椎的活動程度，取決於椎間盤的完整性。相鄰的脊椎骨關節之間是否能夠保持平衡的運動狀態，決定身體是否可以正常活動。當出現長期久站、久坐或者姿勢不正確、負重過大的情況，便更容易出現脊椎錯位。

在脊椎骨之間，有許多堅強的韌帶把這些獨立的骨頭連接在一起。因為有韌帶，不同骨節才能夠形成相對穩定且具有關聯性的脊椎形狀。雖然每個脊椎骨的各自活動範圍很小，但全部串連在一起後，脊椎的活動範圍就會增加許多，人體才能夠完成起立、下蹲、轉身、彎腰以及下腰等動作。

韌帶是一種結締組織，彈性非常大，能最大限度讓身體保持自由活動，也能防止因過度牽引而對身體造成損傷。這就像是安裝在門後面的彈簧一樣，可以自由開關。

脊椎的後側由各椎骨的椎弓、椎板、橫突及棘突組成。彼此借韌帶互相聯繫，其淺面僅覆蓋有肌肉，比較接近體表。如果脊椎的後部發生病變，也易透過皮膚而明顯表現出來。

常被人提起的脊髓就藏在脊椎的椎管裡面。如果脊椎的椎體破碎而對脊髓造成擠壓，哪怕只有微量出血，甚至只長出一個肉芽組織，都有可能引起身體癱瘓的嚴重後果。

脊椎還可以保護內臟。胸椎的前側和胸腹內的內臟器官緊密相鄰，在保護內臟的同時，還擔負著保護通往內臟的神經、血管等微組織的重任。但由於在胸椎和內臟之間僅有一層非常稀薄的疏鬆組織起著隔離作用，所以一旦胸椎受到破壞，就極有可能造成內出血。平時注意保護脊椎，無疑等同於在保護自己的生命。

現代人生活方式的改變、不良的生活習慣以及生存壓力增大等因素，都會對頸椎造成不同程度的傷害。有很多疾病和身體不適都是由頸椎疾病引起。研究證明，即使是現代人類，身體也還沒有完全進化到可以長時間保持直立。現代生活忙亂，所以很少有人能時刻保持正確姿勢，這對脊椎造成的損傷極大。這也是現代人總是病痛不斷卻又找不出病因的主因。

要想清楚瞭解自身的健康狀況，必須先瞭解身體裡的那根支架。只有脊椎健康，生活才有可能在正常軌道運行。

神經傳導，主要靠脊椎連通

隨著人們生活和工作方式的改變，人們普遍忽視脊椎健康，因此導致身體出現疾病，且這一現象正逐漸年輕化。本應該是經年累月的慢性傷害、筋膜炎後才有可能罹患的頸椎病，為什麼開始找上年輕族群？一旦頸椎出問題，又會帶來哪些常見的危害？

要回答這些問題其實並不難，只要全面了解頸椎的功效即可，但只瞭解原理不夠，還需重視對頸椎的保護。

頸椎在承擔著人體支柱作用的同時，還有協同運動平衡性的功效。脊椎管道內包含著的脊髓，是全身的神經中樞所在。當大腦想要做什麼事而去指揮四肢，或者身體的某部位出現不適想把資訊回饋給大腦，神經中樞就起著橋樑和銜接的作用。它是大腦傳遞資訊的重要管道，若椎關節對脊髓造成擠壓，就極有可能阻斷身體神經系統傳遞信號的管道，輕則出現對痛癢無知覺，重則癱瘓。

脊椎周邊有許多的重要內臟，若它們出現任何微小的症狀，脊椎必定最先感受到。脊椎不能對臟器以及身體發號施令，但脊髓中有著非常豐富的神經傳導系統，它可以把接收到的資訊以最快的速度傳遞給大腦，在大腦及時做出反應並下達指令後，再把這個資訊傳遞到該部位。脊椎在這一複雜的資訊傳導過程中肩負著「快遞員」的職責。

資訊通過脊椎傳導的速度到底有多快呢？

十九世紀德國著名的生理學家繆勒（Muller）在一八四四年宣稱，神經傳導的速度是不可測量的。他把神經傳導速度比擬光速，他說：「一種感覺由身體的外周傳到脊髓和腦之後，再回到肌肉引起收縮的時間是非常短的，測量不出來。」隨著科學技術的發展，科學家以青蛙做實驗發現，青蛙的神經傳導信號平均速度可以達到每秒二十七．二五公尺，換算成時速可達一百公里。這個速度堪比行駛在高速公路上的汽車了。

脊椎就像是一條供這些汽車高速行駛的公路，每天都日夜不停地接收、釋放身體上的各種信號。一旦脊椎出現問題，就可能造成「高速公路堵車」，身體也因此會表現出多種難以預料的問題。

脊椎可以被比喻成人體的中流砥柱，是人能夠正常活動的根本，其一旦發生異常改變，人體也會出現相應的反應。很多疾病，尤其是慢性病和疑難雜症，發病關鍵大多在於脊椎。

中醫學認為，人身體上的所有不適都是由經絡不通造成。遍布全身的經絡就像是一條條四通八達的公路，最終都要通過脊椎這一條高速路與我們身體的指揮中心——大腦相連接。一旦某一部位「塞車」，身體內的各種物質都會因為運行速度過慢而累積下來。隨著垃圾物質愈積愈多，終將導致堵塞經絡而出現疾病。

脊椎是全身重要經絡必經之地，因而此處也最容易發生堵塞。一旦脊椎經絡不通，就會影響到其他經絡，引發疾病。不論是脊椎骨關節出現位移，還是血管破裂，都有可能造成脊椎出現不平衡，進而壓迫脊椎周邊的血管和神經，直接影響到內臟以及血管。如果大腦和身體各部分的資訊傳遞受阻，輕則某些肢體移動不靈活，重則癱瘓。

在整個脊椎上，最容易受傷的部位是位於最上方的頸椎。

頸椎連接著身體和大腦，是人體最為重要的關卡之一，而且掌握著自律神經系統。日常生活中頭部的活動量最多，且脖頸部位通常暴露在外界環境中，缺乏足夠的保護，因此頸椎也是最容易受傷的部位。如睡覺時偶爾著涼，甚至落枕，都是常見的頸椎傷害。此時，多數人會感覺到扭頭不便且有疼痛感，這就是由於頸椎信號傳遞受到了影響。

如果把脊椎和周圍的所有神經傳導系統比成一座金字塔，頸椎部分就處在塔尖的關鍵處。俗話說「上樑不正下樑歪」，一旦頸椎出現問題，很有可能出現骨牌效應，導致整個脊椎的傳導效果大大下降，出現真正牽一髮而動全身的病症。

對現代人來說，保護脊椎，堪比保護生命。健康的生活，正是源於身體內各種資訊的快速傳導和保持暢通。對脊椎多一份呵護，等於給高速行駛的「車輛」多加一道保險。有備無患，才可以放心上路。

脊椎連接奇經八脈，為陽氣之海

人體的脊椎從正面看是垂直無彎曲的，髖骨呈兩側對稱、平衡的狀態；從側面看則有四個生理性彎曲，呈S形。脊椎處於正常彎曲時極富彈性，這樣的身體構造足以保護和脊椎密切相關的神經系統。

古醫書《黃帝內經．靈樞．經脈》中有記載說：「膀胱足太陽之脈……挾脊抵腰中……從腰中下挾脊，貫臀……」「腎足少明之脈……上股內後廉，貫脊，屬腎，絡膀胱」。這段話的意思是說，膀胱經在人體的頸背部，主要分布在脊椎兩側。整個脊椎從上而下，所有部位都和膀胱經緊密相連。而腎經的運行則是從尾椎之處自下而上運行，貫穿了薦椎和腰椎，並在第二腰椎的地方進入身體內部。

古書中這一段非常專業的講述是在告訴我們，人體的脊椎和運行於內的經絡，是關係到身體健康的關鍵要素。

關於脊椎和經絡的關係，在中醫體系中有最完整的論證。中醫認為，位於軀幹背側部位中央的人體中軸，即脊椎，理應同其周邊乃至整個人體都被看作一個整體，彼此之間的關係密不可分。

以脊椎上最為重要的一段位置——頸椎為例，會發現頸椎上出現的任何變化都會導致人體神經系統出現異常。

從生理角度來說，頸椎是全身漫長神經的第一關，所有神經都必須先經過這裡才能和大腦連接。中醫認為，人體的頭為天、足為地，「臟腑互為表裡」「五官為五臟之官」。臟器上出現任何問題，都會透過人體五官表現出來。但五臟和五官之間的連接以及信號傳遞，就需要通過頸椎這一狹窄的結構起到至關重要的作用。若是頭部出現問題，也會通過同樣的方式把信號釋放到與之相關的臟器上。

當頸椎部位的神經系統受到損傷，會導致頭部供血不足，容易出現頭痛、失眠、健忘、眩暈、高血壓以及神經過敏等症狀。出現這些情況時，如果去醫院檢查發現器官並無問題時，一定要及早考慮頸椎的原因。

現代醫學研究發現，許多日常生活中常見的疑難雜症，多半都是長久累積的慢性傷害影響到脊椎。如出現偏頭痛、後枕部頭痛、耳鳴、眼睛痠澀、視力下降、腦供血不足、記憶力減退、乏力、失眠、氣色差、三叉神經痛、經常胸悶氣短、哮喘、胸背痛、血壓不穩、慢性胃炎、久治不癒的胃潰瘍、糖尿病、不明原因腹痛、腹瀉、盜汗、月經失調、性功能障礙、下肢沉重等疾病，都可能和脊椎受損有關。

因此日常生活中，加強養護脊椎與附近經絡，是保持健康的第一要義。

很多人並不知道，之所以會出現脊椎損傷以及神經受損，其實全都是自己一手造成的。調查發現，因為脊椎原因而使神經受損進而導致身體機能出現問題的族群，多集中在辦公室上班族、學生以及司機等久坐的族群中。除此之外，如果經常隨意坐臥，如躺在床上或沙發上看電視、看書，或總是習慣性地偏向一側睡覺、總是翹腳、久坐玩電腦並缺乏運動，一定會成為脊椎疾病的偏愛族群。

因為身體長時間姿勢不當，脊椎受到壓力會導致軟組織變形，從而對周邊神經保護機能大幅下降，損傷神經。和脊椎有關的疾病，多是因為脊椎受力不均而導致肌張力失衡，骨關節輕度移位因而壓迫、刺激到周圍的血管神經，引起相應的疾病。

養護脊椎不需要專門去做特殊的治療或者訓練，平時可以簡單做一些對脊椎有好處的對稱性練習和運動，比如，蛙泳、簡單體操、太極拳、雙手投籃、瑜伽等。這些運動的特性會極大增加脊椎的自由運動角度和空間，避免長期僵化於某一種形態。即使只是做單純的扭身動作，對緩解脊椎疲勞也大有好處。

有一點需要注意，進行訓練的時候，一定要避免只做單一方向，應採取左右順逆時針交替的方式，才可以起到平衡訓練脊椎的功效。

別小看這些簡單的訓練方式，正如不能忽視有可能造成脊椎及神經受損的生活陋習一樣。「不積跬步，無以至千里」，健康生活往往在於點滴的累積。

脊椎彈性，決定人體承受衝擊的能力

在人體二百多塊骨骼中，脊椎是最大的骨骼群體。在椎間盤的配合下，脊椎對全身起到了非常重要的保護和支撐作用。

人若想要正常直立行走，除了需要具備強健有力的下肢，還必須借助脊椎支撐。但脊椎的存在，不只是為了讓一個人可以正常直立和行走。日常生活中常做的蹲下、翻滾、扭身、搖頭以及跳躍等看似簡單的動作，其實都需要脊椎各個不同椎關節之間的高難度配合。

為了配合這些動作，脊椎的彈性至關重要。

脊椎骨本身的彈性並不大，但相鄰的兩塊脊椎骨之間，夾有一個稱為「椎間盤」的組織，椎間盤富有彈性，能做為衝擊的緩衝。這就像是把二十幾個小彈簧連接成了一個具有超強伸縮力的大彈簧一樣，這個「大彈簧」的長度超過一公尺，因此人體的脊椎可以在極大幅度內伸縮和轉向。

人體的設計並不是隨心所欲的，脊椎具有如此特性也必定具有更加實用的意義。

脊椎這個有支撐作用的骨群能夠保持絕佳彈性，緩衝從下肢傳來的衝擊力，保護大腦和身體內臟。脊椎會利用自身強大的彈性吸收這些衝擊，從而保證人體「最高指揮部」的安全。別小看這一點點的緩衝，它可以有效防止人在跌倒、下墜或發生其他意外時，不會因為下肢的衝擊而直接造成腦部損傷。短短一公尺長的二十幾個骨節，可能挽救生命。

但脊椎的特性並不是「養兵千日，用在一時」，它每日、每時、每刻都要承受來自身體各方面的強大衝擊和壓力，是人體一刻都離不開的關鍵組織。

人體上半身的重量幾乎都是靠脊椎支撐。雖然在直立的時候下肢要承受全身的重量，但相較之下，下肢比脊椎更強大有力，而且負重時間相對較少。坐下休息的時候，下肢其實已不用受力，但因為上半身還直立著，所以脊椎仍要承擔負重的責任。

什麼時候脊椎才能休息呢？答案是躺下的時候。平躺在床上時，人體之所以會感覺到放鬆和舒服，是因為這時候無論下肢還是脊椎都從承重狀態中解放出來，身體透過肌肉的放鬆來分擔重量，從而減輕脊椎的負擔。

正因為脊椎具有彈性，所以它的長度才是經常變化且不固定的。從早晨起床，脊椎就已經在承受身體的壓力，並相應地縮短長度。白天工作時間愈長，脊椎承受壓力的程度也就愈大，長度也會縮得愈短。如果在疲累的工作之餘可以充分休息，脊椎在晚上的時間又會慢慢恢復到正常狀態。所以，早晨測量身高很有可能會比晚上得出來的資料更高。需要提醒的是，現如今很多不良商家肆意吹噓自己的保健商品能夠讓孩子在一夜之間長高，這多半是脊椎的自我伸縮功能而出現的誤差，這和商品的功效並沒有太多關係，請家長警惕，不要上當。

雖然脊椎的彈性非常大，但這種伸縮也有限。長期遭受強大壓力的衝擊，會對脊椎和椎間盤造成不可逆的損傷。尤其很多人到中年突然發現自己的身高逐年下降，甚至出現駝背、佝僂，這證明脊椎的彈性正在逐漸消失。除了可能是自身組織的功能性退化，也和長期的不良生活方式密切相關，如長期從事重體力勞動、坐姿不良等。

如果及時發現症狀，最好到醫院復健科做牽引治療，借助外力把受到過度壓迫的「彈簧」拉回正常的狀態。但再好的醫療方式，終究只是外力強加給身體的一種反應。與其如此，不如平時就多注意保養脊椎。

總之，一切健康的祕訣，都藏在平時的生活細節中。

直立行走，脊椎必定會承受壓力

經過千百年的演化，人類超越了其他動物的典型表現之一便是直立行走。但在自然界的演化中，人類的脊椎仍然尚未得到最充分的發揮，本身依舊存在很多不完美甚至非常脆弱的地方。從嬰兒第一次學會直立行走起，人類一生的時間都在挑戰自己的脊椎。隨著年齡增長以及生活壓力增加，我們其實是在不斷增加脊椎的負擔。甚至是在日常最簡單的生活、學習、運動、工作等活動中，也會出現因為頻繁使用脊椎的某個部位而造成慢性損傷。

臨床資料顯示，步入老年後，每個人都會不同程度地出現脊椎側彎的現象。罪魁禍首最終還是要歸咎到直立行走這一人類生存方式上。

從側面來看，當身體處於直立狀態，脊椎其實並不是一條垂直於地面的直線，而是在骨盆上方呈現出「S」形，骨盆相對於地面也略有傾斜。在這種狀態下，只要身體受到向前的移動作用力，腰部就會負擔過重。

在脊椎最上端的頸椎部位，要支撐四、五公斤的頭顱靈活運轉，且在肩部還要支撐約占體重八分之一的手臂。手提重物時，力會通過手臂傳遞到肩膀再至頸椎。因而頸部和腰部的脊椎，是整條脊椎上最常受力過重的部位，也就更容易因此受到慢性傷害。

為了直立行走，人類在千百萬年的演化中骨骼和相應的肌肉結構皆發生變化，以讓直立行走時，頭部和軀幹能保持在一條直線上。同時，四肢的關節和脊椎骨都變得足夠大，才能支撐身體的重量，減緩行走中受到的衝擊力。骨盆也因此進化為比較寬厚的鞍形，以便可以將更多的重量傳遞給雙腿。藉由脊椎附近的肌肉、韌帶和椎間盤的相互協調作用，才使人類能夠站立行走。

但這樣的方式需要付出一定的代價。

人類生活中許多時間是處於弓腰彎背的狀態中，所以多會出現各種方向的脊椎錯位。晚上睡覺休息時，又因為頭部以及頸椎所處的部位和爬行動物正好相反，且在頭部下面還有枕頭墊高，所以很容易出現曲度變直的情況。如果以側臥位來休息，則很有可能頸椎錯位。人類從爬行演化為直立，肌肉的受力方向和活動範圍也發生了大幅度改變。相較於爬行動物，人類脊椎的活動範圍可以達到三六〇度，正是因為活動範圍大，受到損傷和錯位的機率也會大幅增加。偏偏屬於脊椎附屬結構的脊髓、神經和血管等依舊處於爬行狀態的恒定結構位置，因此一旦出現脊椎錯位，這些附屬結構就有可能受到極大、甚至是無法恢復的傷害。

直立行走帶來的另一個危害是脊椎側彎。

中國兒童發展中心曾有一份統計顯示，高達20%的兒童有脊椎側彎。另有一份權威調查結果顯示，在50歲以上，超過97%的人有脊椎問題，且年齡層逐漸降低。如果經常出現頭痛、腰背痠痛、手腳發麻等現象，這很有可能和兒童時期出現的脊椎異常有關。脊椎出現異常時，人體生理通常不會及時出現反應。這是因為連接椎體的椎間盤只分布了很少的神經系統，當脊椎出現異常，首先會影響到椎間盤的營養供應，此時無法帶來神經上的反應。隨著脊椎退化，便有可能因為彎腰、咳嗽等誘因而導致椎間盤破裂，壓迫到神經。

此外，如果脊椎出現上下平行位置的位移，就會引起椎間孔狹窄，也會壓迫到神經，導致出現頭暈、頭痛及頸、肩、腰、背、腿疼痛等一系列病症。

很多脊椎上的問題都是在童年時期就已經埋下疾病隱患。兒童的脊椎柔韌性強，所以即使是出現了結構異常，也不會有嚴重表現。隨著年齡的增長，人體的骨骼開始逐步走向退化，原先的損傷就會慢慢表現出來，脊椎引起的病症會逐漸浮於表面。平時，最應該擔心的其實還是脊椎長期累積的慢性損傷。

當脊椎出現慢性損傷和退化，就會嚴重影響日常生活，並影響脊椎的氣血供給和體內的信號傳遞。這類障礙或疾病歷史久遠，長期困擾人類，而且發病率非常高。好在絕大多數的潛在或者病症較輕的患者，透過定時休息和自我調養，可有效緩解症狀。

人類是直立行走的動物，終其一生都要面臨脊椎不穩定的問題，適當訓練脊椎附近的肌肉、韌帶和椎間盤的協調能力，可以保護脊椎，但在日常生活中還是應更重視脊椎的保健。尤其是久站、久坐以及體力勞動者，最好經常檢查自己的脊椎問題，以免日後造成更大危害。

人體疾病80％都與脊椎問題有關

很多人都知道脊椎的位置和重要性，卻少有人知道日常生活中很多看似很尋常的動作都會傷害到脊椎。我們可以先做一個簡單的小實驗。

將頭輕輕向後仰，然後盡最大可能向左轉，之後再向右轉，再向左轉，此時是否聽到頸椎處發出「卡卡」的聲音？轉動時是否能明顯感覺到酸疼和僵硬？

如果出現了上述症狀，這就說明脊椎已經在對身體發出警告。不要以為脊椎的問題是年紀大了才會出現。一項最新調查顯示，愈來愈多人30歲以前就出現脊椎問題。因為長期久坐、使用電腦和辦公姿勢不正確，慢性傷害了脊椎。脊椎相關疾病已經從老年人以及體力勞動者的專屬疾病，成為一般上班族常見問題。

這並不是危言聳聽。脊椎上承頭顱下接軀幹，藏有全身最重要的中樞神經，再加上其S形的造型很像是一條龍，因此脊椎又被稱為「龍骨」，是支撐全身最重要也是最基本的部分。如果脊椎出現問題，很有可能會造成全身性的疾病。

平時很難察覺到脊椎的任何問題，因為脊椎疾病不是以簡單的疼痛等「明顯症狀」來提醒患者。

脊椎歪曲即使只是初期，也會引起站坐臥走的姿勢不良。若出現更嚴重的錯位或者歪曲，就有可能會擠壓到內臟，輕則出現內臟功能失調，重則有可能造成內臟破損。如果長期忽視，會加速內臟衰退的速度，脊椎也會加速自身的歪曲和退化。過度肥胖也會對脊椎的軟組織造成損壞，且有些損壞是永久性的。

中醫認為，脊椎歪曲會阻塞人體上經絡和穴道，最直接的表現便是氣血失調，大大降低內臟的自我修復功能。若脊椎兩側的膀胱經受擠壓，會導致膀胱經堵塞，膀胱經是人體非常重要的排毒系統，若阻塞，會導致大量毒素瘀積在體內無法及時排出，使內臟功能紊亂，導致身體乏力和免疫力低下，甚至進一步引發胃潰瘍、高血壓以及心律不整等疾病。

以西醫解剖學的觀點來看，脊椎出問題會降低人體潛能的發揮程度。輕則出現脊椎骨的滑脫、磨損、關節長骨刺、骨質疏鬆、脊椎僵直變形、腰膝酸軟、行步無力等情況；重則壓迫神經系統，進一步影響到內臟。椎間盤突出、骨刺等常見疾病，都是因為脊椎問題。如果感覺到肌肉長時間處於緊張狀態中，或者經常身體痠痛卻沒有明顯病因，就有可能是脊椎問題。

人的脊椎大致可以分為三部分——頸椎、胸椎和腰椎。不同位置有不同問題。由脊椎引發的疾病不可計數，人體絕大多數器官都是受到脊髓神經支配，一旦脊椎出現問題，首先受損的就是脊髓神經，進而導致身體的各個方面出現不良回饋。

頸椎若有問題，會出現中風、頭痛、頭暈、失眠、記憶力衰退、肩頸痠痛、上肢痠麻無力及冰涼等症狀。這是因為頸椎錯位會壓迫到椎動脈，導致大腦供血不足，大腦缺氧。輕則出現頭暈、頭痛和失眠的症狀，重則有可能危及生命。肩周炎、腕隧道症候群等手部和肩部的問題，也多和頸椎有關。

如果是胸椎出現問題，會影響到心、肝、肺、胃、膽囊和胰臟等內臟功能，女性的乳房問題也多源於此，患者多會感覺胸悶氣短、易受風寒、疲倦乏力、消化不良、血糖控制不良等，都是些常見卻也極易忽略的症狀。更常見的支氣管炎、感冒，也可能和胸椎問題密不可分。

如果是腰椎有問題，最容易出現的症狀是腰瘦背痛、筋膜炎、痛經、子宮肌瘤、卵巢囊腫、不孕症、椎間盤突出、更年期症候群、內分泌失調等。許多婦科疾病都與腰椎問題有關。如果腰椎錯位情況特別嚴重，很可能導致癱瘓。

如果脊椎出現問題，不僅是臟器會受到影響，患者還會有情緒方面的困擾。而這是比身體上病灶更讓人無處著手的問題。

因此可以說，人體80％的疾病，追根溯源都有可能和脊椎的問題有關。想要健康，首要任務便是保護好人體的這個「大支柱」。

造成脊椎未老先衰的不良習慣

是否出現衰老跡象，並非從眼角的皺紋、頭上的白髮等明顯特徵判斷。衰老，意味著人身體的柔韌性開始減弱。而身體的柔韌性減弱，多源於脊椎的退化。因此，判斷一個人是否開始衰老，首先要看脊椎狀態。

很多人都有落枕的經歷，在醫學上，這種情況被稱為脊椎退化，可能是由生理、生活和病理等多方面的原因造成。

生活中不可避免會逐漸磨損椎間盤。這和機器使用久了會有零件磨損是一樣的道理。生活因素造成的脊椎衰老程度，取決於個人肌肉和韌帶的好壞。如果平時疏於運動，肌肉會逐漸鬆弛，脊椎也會逐漸變僵硬。病理因素主要是指因為外傷、挫傷和不正確姿勢等導致的脊椎歪曲和退化。

脊椎病大多是潛移默化，發展過程緩慢且不明顯，不易及早察覺。即便是再健康的人，也都有可能脊椎退化。等到有明顯不適時，病情可能已十分嚴重。

所以說，預防衰老，先要預防脊椎退化。這需要從小重視。許多不良的小習慣，都有可能導致脊椎提前衰老。如以下幾點小問題，平時若不注意，就會為以後的脊椎健康埋下大隱患。

（1）經常睡不合適的枕頭。選擇枕頭的時候，一定要選擇適合自己高度的。關於枕頭的選擇，請見80頁。

（2）使用蠻力抬舉重物。在抬舉重物時，要儘量用大腿的力量，膝蓋彎曲，身體靠近重物，避免單純依靠脊椎用力，降低腰部負擔。

（3）經常用力不平均。儘量避免長時間單手提重物，應該是兩手均攤。

（4）長期伏案且姿勢不對。久坐者要注意多起身活動，簡單地伸懶腰、側側身等活動都可以有效避免脊椎彎曲。

若感覺背部僵硬，或者早晨起床時經常感覺脖子不舒服，可能是脊椎退化的跡象。去醫院做檢查的同時，要儘量避免做劇烈的運動，可以適當做一些伸展，最好可以平躺在硬板床上多休息，避免脊椎再次過度勞累。

健康是生命之本，脊椎則是生命的脊樑，是牽一髮而動全身的重要存在，然而愈來愈多不良生活習慣都會傷害脊椎，且會最先在頸、肩、腰、腿部等常活動的部位以疼痛的方式表現出來。開始很容易忽視這些小病痛，但隨著傷害累積，漸漸影響到周圍的器官，就會出現脊椎小關節錯位、椎間盤突出、韌帶鈣化和骨質增生等病症，並有椎旁軟組織腫脹、痙攣或沾粘等，危及脊神經根、椎管內外的血管、脊髓和交感神經。當這些地方受到刺激和壓迫，單純的脊椎疾病可能危及呼吸、消化、循環、泌尿、神經、內分泌等幾乎全身各個系統。

由脊椎疾病引起的病症常見的有以下幾種。

頸椎問題常會引起：眩暈、頭痛、視力模糊、耳聾、聽力衰退、血壓異常、失眠、排汗異常、肩頸僵硬等。

胸椎問題常會引起：胸悶、心悸、心血管疾病、呼吸道疾病、胃脹氣、胃痛、胸背痠痛等症狀。

腰椎問題常會引起：腹痛、腰痠、膝蓋痛、坐骨神經痛、經期不順、痛經、性功能障礙、脊柱管狹窄症等。

治療脊椎問題時，一般需要遵循三個原則。

第一，未病養生，防病於先。

第二，已病早治，防其轉變。
第三，預後防復。
若能掌握這三點，脊椎上的問題就好解決了。

脊椎不安然，前凸後翹也枉然

愛美是人的天性。有些人為了追求美麗，不惜花大錢整型。殊不知，隆胸、墊臀等看似可以前凸後翹的方法，最終卻會奪走脊椎的健康。

現代人因為不注意生活方式而患上脊椎病的情況愈來愈多。睡眠不好、消化或排泄不暢、背部後凸、脊椎側彎、頭部前傾等多種由脊椎問題引起的病症，困擾著許多人。

要想美麗，先要愛自己的脊椎。健康的脊椎，可使人看上去更加挺拔，不容易腰痠背痛。女性族群若想要遠離脊椎病的困擾，擁有健康又美麗的身體，日常中需要做到以下幾點。

1. 保持正確坐姿

平時長時間坐辦公室，容易傷害脊椎並駝背。可以選擇符合人體工學的椅子，利用椅背突出的弧度支撐背部，並將膝蓋的高度調整到稍高於臀部的位置，分散脊椎所承受的壓力（關於正確坐姿，請見205頁）。

需要注意，同樣姿勢不宜維持太久，最好每小時起身稍微活動一下身體，這樣做有助保持背部健康。即便坐姿正確，也不應長久保持同一姿勢。

2. 優雅的站姿必須是健康的站姿

很多女性為了讓自己的站姿更優雅，或為了刻意凸顯身體線條，會把身體扭曲成弧度站立。雖然這樣的站姿看起來美，卻不健康。站立時，脊椎要承受身體大部分的體重，站姿正確，才有助於分散脊椎所承受的重量。如果需要長時間站立，重心不要一直擺在同一側，應5～10分鐘換一次重心，且膝蓋應放鬆，不可緊繃（關於正確站姿，請見196頁）。

3. 搬重物的注意事項

職場女性也經常需要和男性承擔同等的體力勞動。女性天生肌肉量較少，所以更應時時注意保護脊椎。如在高處取物時，記得要站在腳凳上，避免過度踮腳尖去搆取，減少脊椎受傷的可能性。搬重物時，儘量推著走，不要拉著走，利用手臂和腿腳的力量來推動重物移動。攜帶物品時，分兩小袋比一大袋好，並且要儘量讓物品靠近身體以減輕脊椎的受力。注意把物品的重量平均分攤於兩手，讓脊椎兩側受力均衡。如果要抬起重物，先蹲下，兩腳一前一後，用腿的力量來減少腰部所受壓力。在抬的過程中要保持背部平直，物品靠近身體（抱到肚子以上），可減少腰的受力。

4. 睡覺也要保護脊椎

女性一定要睡美容覺，才能讓肌膚保持更好的潤澤度。適當的睡覺方式，也是保養脊椎的好方法。人體在躺臥時，脊椎所受到的壓力最小。平躺時膝蓋下要放個枕頭，側躺時兩腿中夾個枕頭，這樣做有助減輕脊椎所受壓力。如果平時常腰背痠痛，應多躺臥休息，有助緩解症狀（關於正確睡姿，請見207頁）。

5. 控制體型、訓練肌力

脊椎承擔著身體的大部分重量，若是過胖，會加重脊椎負擔，肌肉不足，則無法好好支撐脊椎，容易移位或歪曲，因此女性不僅要維持體態，更應訓練肌力。

現代女性既要在外工作，在家庭中也要承擔大部分的家務勞動，生活工作壓力普遍較大。相比男性，女性多從事辦公室職員的工作，也就更容易罹患脊椎病。從生理結構上，女性肌肉力量較少，因此更容易出現慢性損傷。在女性的青春期、妊娠期和更年期三個重要時期，都是脊椎極易出現問題的關鍵時期。脊椎最怕受寒，女性多是陰寒體質，上班族在公司又常吹冷氣，這也是造成脊椎病的其中一個原因。

擁有健康的背部，可以使你活動自如、身輕如燕，足夠的運動更能維持心肺功能。愛美，要美得健康，如果經常腰痠背痛，就是脊椎發出的警訊，必須加以重視，及時處理，以免問題變大。

不論是家庭主婦還是職業女性，只有保持良好的生活習慣，才是保證完美且健康體態的基礎。坐姿要靠著椅背、站立時兩腿用力要均衡、走路時要目視前方、不穿過高的高跟鞋、不長期背單肩包，這些生活中的小細節決定各位是否擁有健康美。

別讓美麗被生活上的錯誤細節打敗！

脊椎常見疾病：脊椎側彎

對於青少年的脊椎側彎現象，很多家長因為缺乏相關知識而延誤了孩子的治療。其實脊椎側彎並非都是由背書包和坐姿造成，發生脊椎側彎的原因有很多，骨頭、肌肉、神經、激素的異常等因素都可能引起脊椎側彎，也可能和遺傳有關。

脊椎側彎不但會影響到患者的身高發育，還會造成身體上的畸形，情況嚴重者還會出現腰背疼痛，並產生骨刺，進而壓迫到骨髓和神經系統。一旦脊椎不正，不但會影響到胸廓的發育，跳出正位的椎關節還會壓迫到心肺部位，導致心肺功能障礙，乃至衰竭，十分危險。

脊椎側彎多發生於12～15歲的青春期，身體外形上的改變往往還會導致患者出現自卑、自閉等心理障礙，嚴重影響到健康發育。

若能及早發現脊椎側彎，可依側彎角度做後續追蹤治療，患者只需佩戴護具並進行適當訓練，在成年之前，基本上都可以矯正這一症狀。大約有70％的患者採取非手術治療，並完全恢復正常。脊椎側彎並非都要進行手術，手術具體要看側彎角度而定。不同彎度，治療方法也不盡相同。

1.小於25度：姿勢矯正和運動

根據脊椎側彎發生部位的不同，醫師一般會指導患者在簡單設備輔助下，透過一系列脊椎周圍肌肉訓練及不對稱呼吸訓練，使之與脊椎側彎的發展方向相對抗，從而控制脊椎側彎的惡化程度。

2.25度～40度：穿戴特殊背架

此時需要借助矯正器在側彎的位置施加反方向的壓力，起到矯正與控制側彎程度的效果。此方法適用於側彎弧度較小的情況，不一定非要手術治療。

3.大於40度：手術治療

當側彎角度過大，並且逐年遞增，就必須採取手術治療，以免影響心肺及消化功能。

中醫講究「治未病」。發現脊椎側彎之後，治療是關鍵。但在此之前，及時進行自我檢測並預防，更具有現實意義。

脊椎側彎初期外觀較難看出，尤其是在穿著衣服的狀態下更不易查覺。目測時以洗澡或游泳時為宜。如果發現有如下的身體特徵，就有可能有脊椎側彎。

（1）衣服的領口總是不平，出現一側肩膀比另一側高的情況。

（2）女姓雙乳發育不對稱，左側乳房較大的情況更多見。

（3）身體某一側的後背有隆起現象，腰部出現褶皺。

（4）一側髖部比另一側高，有長短腳。

只要仔細觀察，可以用目測簡單判斷是否有脊椎側彎現象。脊椎側彎初期，角度小的時候並不會導致腰背疼痛，如果出現併發症，說明情況已經十分嚴重。

目測的同時，可以用手摸一摸孩子背部的肩胛骨，看兩塊肩胛骨最下端是否等高，有沒有一側肩胛骨向後凸起。若有脊椎側彎，孩子的背部和腰部一般都會隆起。家長可用中指和食指沿著脊椎突移動，看是否能畫出正常的直線。若畫出的是一條弧線，即可能是脊椎側彎。

第2章

脊椎好不好，身體最知道

醫學研究發現，到目前為止，有百種以上的疾病與脊椎有關。這些疾病涉及內科、外科、神經科、內分泌科、婦科、兒科、耳鼻喉科、眼科、口腔科及皮膚科等。所以脊椎出現問題，必定會在身體其他方面表現出來。同樣，一些機體不適症狀，藉由矯正脊椎，就可以治標也治本。

百病皆由脊椎生

頸椎病、腰椎病雖然通常被認定是老年病，如今卻更常見於辦公室族群，且患病年齡甚至已經降低到二、三十歲。讓上班族們脊椎受損的主因，便是久坐和缺乏運動。

骨科有一句俗話叫「30歲的年齡，50歲的脊椎」，這是專門用來形容辦公室上班族罹患脊椎病的情況。由於長時間伏案、對著電腦工作，再加上不正確的坐姿、睡眠不足等原因，導致脊椎出現問題。

在三、四十歲的族群中，有高達59．1％的人患有脊椎疾病，如果把範圍縮小至坐辦公室的族群，立刻上升到75％。

有一種說法叫「百病皆由脊椎生」。因為脊椎運行著人體上最重要的一條經脈——督脈。督脈是健康之本，脊椎則是督脈的最大保護。脊椎上的任何損傷和疾病，都會導致督脈出現正氣不足、經絡不通、氣血不暢、陽氣減弱、陰陽失調等現象，從而引起生理功能紊亂，並影響臟腑功能，也許不會立刻發作，但也會潛伏在體內，影響健康。

單純就脊椎病來說，其種類和症狀非常多，而且大多缺乏良好的治療方法。如果找不到病因所在，就會就無法辨證施治。有很多人因為工作或其他原因經常腰痠背痛，為了放鬆身體，就去找人按摩。此時要注意，不恰當的按摩手法和過大的按摩力道，會造成被按摩者的軟組織損傷、關節脫位，甚至還會發生骨折，尤以「踩背」的動作最為危險。

保養脊椎，應該從生活細節上入手。平時多注意改正自己的「小問題」，不要等問題來了再去「大修」。對於上班族來說，幾乎無法避免長時間面對電腦的工作現狀。此時只要做好以下幾點，同樣可以輕鬆地應對脊椎疾病的威脅。

（1）保持正確的坐姿，將身體重心恰好放在坐骨中間位置上。

（2）將桌椅高度調到與自己身高比例相協調的最佳狀態。

（3）如果需要長時間坐著，就給椅背加個靠墊。

（4）不定時站起來活動一下筋骨。

要想和脊椎的相關問題絕緣，養成良好的工作和學習習慣最為關鍵。總結起來，保護脊椎的基本原則也就只有八個字：坐有坐相，站有站相。（詳細請見第7章）只要在平時稍加注意保養，就能逐漸遠離脊椎問題。若不重視脊椎，就等於忽視健康。

9種方法辨別脊椎健康度

目前發現，有超過百種的疾病與脊椎有關。人的脊椎一旦發生異常，可能出現諸多看上去與脊椎毫不相關的疾病。許多病人輾轉多家醫院、多個科室，卻得不到根本的診治，就是由於未能意識到「脊椎」才是導致病症的根本原因。

脊椎的健康關乎全身健康，其不但對身體起著負重的作用，更與日常所有運動和平衡息息相關，並且保護著身體中所有重要器官。如果脊椎出現問題，可能會導致癱瘓甚至死亡。

所以，及時觀察自身脊椎是否健康非常重要。以下9種方法可幫你辨別脊椎的健康程度。

（1）嘗試深呼吸。若能順暢完成且過程沒有任何不適感，說明你的脊椎很健康。反之，若覺得呼吸有障礙，如出現胸悶等現象，或者在呼吸過程中聽到脊椎處有聲響，請儘速就醫。

（2）平時多注意頸部、背部的脊椎關節是否傳出爆裂聲。如有，說明脊椎關節可能意外卡死。此時一定要避免劇烈扭動身體，儘量保持平穩，儘速就醫。

（3）如果頭或髖部不能輕鬆向兩側轉動，或轉動角度範圍明顯減少，則要多注意頸椎和腰椎已經埋下疾病隱患。

（4）頸椎出問題，通常會連帶影響到大腦，並會因為疼痛而讓人不適，難以集中注意力。如果感覺注意力很難集中，且肩頸部位存在明顯不適感，就必須抽時間去檢查頸椎的健康問題。

（5）注意觀察鞋底腳後跟，兩側是否常高低不平。如果有，可能是因為脊椎彎曲，導致雙腳受力不均，因此出現長短腳。

（6）是否經常感到疲勞？脊椎的慢性損傷會需要更多能量來補充，因此耗損能量的速度也會加快，由此導致疲勞現象出現。

（7）吃飯或者打哈欠時，下顎是否有發出「卡嚓」聲。這種聲音一般是顳顎關節異常所造成，需要特別注意。

（8）如果經常感冒，身體的抵抗力明顯減弱，有時也和脊椎問題有關。脊椎會對神經、內分泌系統產生非常直接的影響，而內分泌系統又對身體的疾病抵抗力直接起作用。當抵抗力變弱，可能是脊椎功能已經受到影響。

（9）走路注意姿勢有是否「外八」。如果雙腳會無意識地脫離正前方的方向，說明腰椎或者髖骨有問題，而且頸椎也有壓力不均的情況。

此外，如果身體還出現有下列症狀，如體力下降、四肢關節痠痛、精神緊張、情緒不穩定、頭痛、視力下降、頸肩僵硬、食慾下降、性功能減退或障礙、行走時腿部有「踩棉花」的感覺、雙手握物不穩或無力、血壓過高或過低、小便失禁並伴有下肢麻木等情況，以及在和脊椎有關的其他部位出現明顯疼痛症狀時，都表示脊椎可能已經生病。

脊椎的日常自我保健請見第7章。

定期到正規醫療機構接受脊椎的調整和治療，讓脊椎和全身肌肉得到徹底放鬆，也是維護脊椎健康的關鍵方法。在自檢無法得出準確結論時，千萬不要因為諱疾忌醫而錯失治療時機。

緩解落枕的4招自救法

幾乎每個人都有落枕的經驗，很多患者總以為落枕是昨夜睡不好，隔天早上引起的頸椎痠痛，其實更多數情況是長時間姿勢不良、用力不當或過度使用等傷害累積，才造成落枕。雖然落枕不算很嚴重的病，可一旦落枕，整個脖子都會痠疼，不但扭頭不方便，還會影響到日常穿衣、盥洗、吃飯等基本生活，令患者十分苦惱。

落枕，古稱「失枕」，通常是頸部的胸鎖乳突肌及頸後的提肩胛肌拉傷，或是頸椎小面關節軟骨夾傷。當睡姿不良、臥具不合適、長時間過度使用，都會使頸部肌肉過度疲勞，再加上外感風寒，就會落枕。

落枕非短時間引起，而是長時間頸椎傷害的警訊：一是在警示頸椎自我保護能力可能正在減弱，需要多加重視；二是證明日常生活中經常疏忽保養頸椎，日後需要更加注意。

落枕時很多人都不知道怎麼做，無奈之下只能硬撐，靠自身的恢復力去慢慢疏通頸部的氣血。以下4招可有助預防、改善落枕情況。

（1）調整枕頭的軟硬和高度，不要選擇過高、過低和過硬的枕頭（詳見80頁）。晚上睡覺多注意脖頸部的保暖，及時關窗，風扇和冷氣不可直吹。

（2）落枕之後，可用熱毛巾熱敷脖子和後腦勺，熱敷能讓緊繃的組織放鬆，恢復血液循環。早晚各敷兩次，每次半小時左右，敷完後會感覺到脖頸酸痛僵硬的狀況改善許多。

（3）頸部簡易伸展操，訓練頸椎靈活度

- 步驟一：伸縮頸部。站坐皆可，挺直胸部，將頸部盡力向上伸至極限，然後再盡力下縮。此動作可以防止頸部肌肉沾粘。
- 步驟二：旋轉頸部。將頭部向左旋轉，直至目光可以越過左肩看向左後方，停頓5秒，再緩慢右轉，直至目光越過右肩看到右後方。
- 步驟三：輕揉頸部。可把上衣領口解開，將兩手掌搓熱，用手掌在頸部輕輕揉搓，力道可緩慢加重，以自己可適應為宜，直至局部產生熱感。
- 步驟四：左右歪頭。兩臂自然下垂，頭先慢慢左歪，讓左耳貼近左側肩膀，然後再讓右耳緩慢貼向右肩膀。注意頭部運動的軌跡要始終保持扇狀。

・步驟五：仰頭低頭。頭先向下低，儘量讓下頜骨貼近胸部，適當停頓後，再緩慢抬起恢復原位，慢慢後仰，以兩眼上視天空，停頓5秒後再慢慢恢復原位。

・步驟六：搖擺下頜。向左右擺動下頜，頻率可由慢漸漸及快，先慢後快，可根據個人不同狀況適當調整。

・步驟七：聳動雙肩。雙肩同時上下聳動，速度和輕重程度都可以隨時調整。

・步驟八：拍打雙肩。用左手搭在右肩膀上，右手搭在左肩膀上，兩隻手同時拍打對側肩膀，輕重程度自行掌握，以拍打到頸部產生舒適感為宜。

・步驟九：以頭「寫」字。把頭部直到下頜的位置看作一支筆，下頜是筆尖，淩空寫字。通過不斷點頭、扭頭等書寫筆劃的動作使頸部得到全方位的活動，有助消除各個部位氣血瘀滯的現象，並可通經活絡，防止肌肉沾粘。若不知道寫什麼字，可以做「米字操」，每次寫5～10遍，就有很好的效果。

・步驟十：旋轉腳趾。把落枕側的腳抬起來，將大拇趾掰開，按照順時針的方向旋轉按摩，以每秒鐘一圈的速度，直到感覺腳趾處產生脹痛感，再以逆時針方向按摩。整個過程大約持續10分鐘，可以感覺到脖子疼痛的症狀有所緩解。

以上動作可以全做，也可以選擇幾項適合自己的項目做，堅持做3～5天，即能使落枕的症狀痊癒。

（4）掐手上的「落枕穴」外勞宮穴，以快速改善症狀。外勞宮位於手背食指與中指掌骨之間，掌指關節以下1.5公分處。雙手交替按壓約10分鐘就有明顯效果。

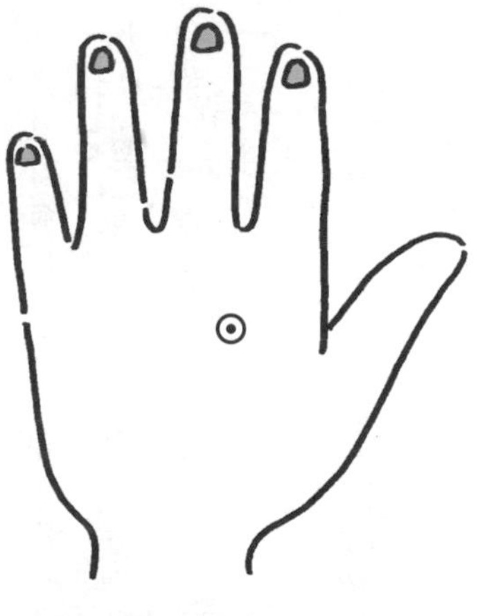

⊙ 外勞宮穴
位於手背，食指、中指下方1.5cm處

之所以會落枕，是身體在警示頸椎已經受到傷害或退化，如果本身就有頸椎疾病，不建議自行按摩，或過度訓練。

另外要注意，落枕後晚上休息時儘量採取仰臥或者側臥的姿勢休息，不要趴睡。落枕的病程一般較短，通常一週內便可不治自癒。如反覆落枕，置之不理，將逐漸演變為慢性僵痛，甚至進而造成頸椎軟骨磨損，終將導致頸椎退化性關節炎。日常中要注意保養頸椎，才能維持頸椎的健康。

氣血運行不暢，需要調理脊椎

很多人在轉頭的時候脖子處會「卡卡」作響，如果用手去摸，還能感覺到頸椎處有很硬很涼的感覺，這就可能代表脊椎出現氣血供應不足的情況。

頸椎有響聲，與關節磨損密不可分。當氣血供應不足，整個和脊椎有關聯的部位，包括肩關節、膝關節、髖關節等，會在缺血狀態下摩擦，因而發出響聲。脊椎就像是一台機器，氣血就是它的潤滑油，一旦缺乏潤滑，機器本身會因碰撞發出響聲，也會因此增加自身的磨損度。所以當人體氣血供應不足，便會加快脊椎的慢性損傷。

和體內其他關節不同，脊椎是以椎間盤連結。椎間盤80%由水組成，且以血液的形態存在。年紀愈小，椎間盤內的水含量就愈高。隨著年紀增長，椎間盤內水分留失，漸漸變得乾癟而收縮。這也是為什麼老人會變得佝僂。當椎間盤失去了對脊椎各個椎關節的支撐作用，脊椎就會改變本身的彎曲形狀，出現異常體態。

椎間盤有緩衝身體壓力的作用。如果缺少了椎間盤，或者椎間盤內水分含量大幅度減少，人體在運動過程中就會加大對椎關節的衝擊力。在轉頭和彎腰的時候，若聽到脊椎有響聲，就是椎間盤已經進入缺水狀態的警訊，骨關節之間的椎間盤沒有充足的氣血供應，因摩擦而造成響動。

脊椎因缺乏氣血而出現椎間盤病變的情況多發生在頸椎和腰椎部位。這是因為髖骨是相對固定的，胸椎則會借助肋骨的牽拉作用而保持良好的中正狀態。頸椎和腰椎是靠多組韌帶和小肌肉群維持各自的平衡，一旦這些組織出現問題，就很容易引發病變。

脊椎問題多半是不良姿勢造成。當保護脊椎的肌肉群體長期處於緊繃狀態中，人體會明顯感覺到肌肉酸疼。其造成的最直接後果是，頸椎和腰椎周邊的韌帶組織得不到足夠的氣血供應，開始慢慢鈣化，對兩側的牽引力也會變得不夠均勻。久而久之，便會造成椎間盤突出，並擠壓周邊的組織和神經。

頸腰椎的問題，除了姿勢不良，和長期所處的工作環境也有關係。如果工作環境比較陰寒潮濕，如長期在地下室或者冷氣溫度過低的環境中工作，罹患脊椎病的風險也會增加。有些人因為體質原因，本身氣血運行不夠通暢，若再長期於此種環境下工作，更容易讓肌肉和韌帶組織受傷。若已經患病，不良的工作環境會加重該部位的病情。

想要避免或減輕脊椎病的傷害，日常飲食中要儘量減少喝碳酸飲料。常喝碳酸飲料，會使身體脫鈣，骨頭會因此變得更加疏鬆，有可能會使本來很年輕的骨頭提早出現骨質疏鬆症，椎關節之間的摩擦會從發出響聲升級到骨折的危險，因而要特別注意。

若是膝關節也會發出響聲，則說明氣血虧損的情況已經相當嚴重。在中醫理論中，有氣血同源一說。膝關節和肝密切相連，肝又主藏血，肝腎同源，當肝血不足，也必然會出現腎虧。此時如果劇烈運動，當身體需要大量血液供應，就會因體內氣血不足而導致營養不夠，使各處關節疼痛。

要調理體內氣血運行，平時需要做到以下幾點。

1.多運動

上班族要注意頸椎處的運動。工作空檔適度活動脖頸部位，可做90度的左右旋轉，但不要做圓周運動。左右旋轉可以均衡伸展脖子兩側的韌帶，以改善局部血液循環。切記動作要緩慢進行。

2.保護頸部和腰部免受涼

頸椎和腰椎部位如果久吹冷風，寒濕之氣很容易進入體內，從而加重脊椎韌帶鈣化現象。

3.合理飲食

少喝可樂等碳酸飲料，飲食上注意合理搭配，適當補充鈣質和多種維生素。

4. 常練滾背

背部有人體的督脈運行，是陽氣升騰之脈。滾背這個動作，可以疏通督脈和膀胱經，提升體內陽氣，修復受損的頸椎。

前後滾背，地上一定要先鋪瑜珈墊，以免受傷，作法為：躺在地上，雙腳屈膝，兩手環抱住小腿，自然呼吸，收腹拱背，身體往後倒下，再使力往前，如此前後滾來滾去，視自己身體狀況做即可。

頭痛暈眩，可能是頸椎發出的警告

脊椎是人體的中軸，有牽一髮而動全身的重要作用。如果經常頭痛卻找不到原因，病根也許正在脊椎。

頭痛很常見，據統計，每年約有數千萬人會表現出各種頭痛現象而不得不求醫就診，大約有三分之一的人曾長期遭頭痛困擾。近八成的頭痛病情與頸椎疾病有密切關係，這類頭痛病人尤以上班族、麻將族、學生、電腦族、手機族及女性族群為多見，且有年輕化趨勢。最常見的頭痛症狀是偏頭痛和頸源性頭痛。這類頭痛多因勞累、寒冷、飲酒、情緒波動、緊張和壓力而誘發或加重。

造成頸源性頭痛的發生，有筋膜緊繃、神經纏套、韌帶鬆弛、頸椎排列失序等，且會伴隨脖子痠痛、牙床痛、眼睛痠痛等不適。甚至還能感覺到頭部的血管在搏動。因為多數人都不太認識頸源性頭痛，所以很容易當成一般頭痛，錯過最佳治療時期。

不妨每日抽空做一些保養脊椎的運動，以改善頸源性頭痛。

（1）聳肩運動。聳起肩膀，保持2秒，再用力放下，重複三次，這個動作可以放鬆肩頸肌肉並使神經系統恢復平靜。

（2）用呼吸節奏來放鬆身心以緩解疼痛。當身體感覺到壓力，體內會自動釋放大量二氧化碳。這時候可以充分利用呼吸法來幫助擴張頭部血管，增加腦部供血量，減輕頭痛感。作法是：用鼻子慢慢吸氣約5秒，再用嘴慢慢吐氣5秒。重複十遍，可以感覺到症狀有所緩解。

（3）冷敷或熱敷。將熱水袋或冰敷袋放在前額或者疼痛部位，可以緩解疼痛。冷敷和熱敷起到的功效是相同的，可根據個人情況自行選擇。冷敷前要注意，要用毛巾把冰袋包裹起來，避免讓肌膚直接接觸過涼的冰袋而造成意外刺激。

（4）可把食指和中指放在眉毛外側近太陽穴處，稍稍用力旋轉按壓約10秒，休息2秒再重複一次。此按摩手法不僅可緩解頭痛，還有助恢復眼部疲勞，但要避免於頭痛剛發作時使用此方法。

（5）頭痛和生活中的壓力密不可分。空閒時間可以常走路，有助擺脫日常生活壓力，也正預防、緩解和治療頭痛的關鍵。

除了上述方法，還可以食用肉桂、白芷、桑葉等中藥或含中藥成分的食品，均可以起到祛風濕、活血排膿、生肌止痛的作用，還可以改善脊椎的血液循環。

特別要說，若頭痛是因脊椎問題，千萬不要隨便按摩該部位，更不能隨便接受整骨治療。如果頸椎錯位，不恰當的按摩更容易導致頸椎位移，請務必先找醫師診斷。

不要忽視小小的頭痛症狀，其背後隱藏的問題也許很大。出現頭暈、頭痛，頸、肩、背、腰、腿痛的症狀時，要檢查脊椎。受過外傷如車禍、摔傷、扭傷後也要及時檢查脊椎，及時矯正錯位的脊椎，由此才能保持健康。

頸椎健康自我判斷法

採取站姿，頭輕輕後仰，先盡力左轉，再向前轉，然後右轉。是否聽到頸椎發出卡卡聲？是否產生痠疼、僵硬的感覺？如果答案為是，說明頸椎已有慢性損傷。此時，決不能對這些隱藏的信號掉以輕心。

常見的肩頸痠痛、落枕等情況，可能是脊椎過度疲勞所致。改變睡眠姿勢、多讓脊椎休息、運動，頸椎不適的情況一般都能自行緩解。

頸椎好不好，關鍵要看其柔韌度、靈敏性和強健度。試問一下自己是否出現過以下這些情況，以進一步給自己的頸椎做檢測。

（1）是否常感到四肢無力，走路輕飄飄？是否經常開車？

（2）是否經常出現落枕現象？

（3）除了頸部不適，是否有頭暈眼花、心慌現象，或出現和心臟病相似的病症？

（4）是否經常感覺到莫名的胸悶或者心情不暢？

（5）長期伏案工作後，是否有肩膀酸疼的現象，甚至感覺抬不起手臂？

（6）儘管經常按摩，是否依舊感覺到頸背痠痛？

（7）是否常感覺到抬頭挺胸的姿勢比較累，而且腰也挺不直？

（8）是否覺得眼睛特別容易出現疲勞乾澀的狀況？

如果你已經具備某些上述特徵，那更應注意保養頸椎。要及時調整自己的生活狀態，並加強肩頸肌力訓練，預防頸椎疾病。

你中了嗎？這些小細節會傷害脊椎

人的心、肝、脾、胃、腎等器官出現衰老跡象時，在身體上會有很明顯的反應。同樣的，脊椎一旦開始衰老，身體上也會出現明顯改變。

從結構上來看，脊椎分為頸椎、胸椎、腰椎以及尾椎，並由椎間盤相連，其中任何一個節段出現了退化和損傷，都會反應在身體的不適上。

人類是直立行走的，脊椎如果出現退化，必定最先會在椎間盤和小關節的部位發生變化。通常來說，一旦椎間盤出問題，就證明人體開始老化。初期患者不會產生明顯不適感，醫療器材也很難查出問題所在。若經常腰痠背痛，並且有關節炎或筋膜炎，都是脊椎開始老化的證據。發生這種情況後，休息時要儘量選擇偏硬的床墊，並加強訓練腰背肌的支撐力。肌肉本就會隨著年齡減少，提升肌力，才能有效保護脊椎。

導致脊椎受損的原因可能非常簡單，以下幾項一定要注意。

第一，最常見到的禍首便是久坐。

如果長期保持坐姿，不論是多麼符合人體工學的椅子，都會讓脊椎一直承受壓力。相比於站立和行走，坐姿其實是脊椎最受壓力的姿勢。久坐會減少脊椎的血流量，加重背部負荷，此時脊椎承受的壓力要比站立時高出30%左右。

第二，仔細觀察穿的鞋子，如果鞋子不合腳，脊椎也會出問題。穿不合適的鞋，不僅會傷害到腿部、足部，還會對脊椎造成無法修復的損傷。特別是女性穿細高跟鞋走路時，為了保持平衡，身體會自動前傾，增加背部弧度，脊椎受到的壓力也會變大。但別以為穿上平底鞋、人字拖就可以放鬆足部，這種完全沒有跟的鞋缺乏對地面的緩衝作用。若完全靠足弓支撐，人的步態會變得更加不穩定，且體重無法均勻分布於脊椎上，由此也會導致椎間盤受傷，並且還會發生遍及全身的肌肉痙攣以及疼痛現象。平時若喜歡穿平底鞋，建議在鞋內側加上厚鞋墊，使中間凸起的部位正好貼合腳底的凹陷處。鞋跟最合適的高度應該在2公分左右，太高或太矮都不好。

第三，體形過胖。

體重超標時，身體上多餘的重量就會由脊椎來承擔，首先會傷害腰椎。若是上腹部的脂肪太多，為了保持身體平衡，人會自動調整姿態而造成骨盆向前傾斜，脊椎則會往後傾，從而把原來垂直的直線變成錯位的狀態，進而導致下背部因過度緊繃而出現痛感。

維持良好體態，腰部所需的支撐力會大大減少，對脊椎更好。

第四，按摩太多，會磨損關節。

雖然按摩對脊椎病的調養很有好處，但太過頻繁按摩反而會加速腰關節的磨損，並使之變得非常脆弱。如果按摩手法不當，還會導致腰肌因為太過放鬆而變得鬆弛無力，此時也容易出現腰椎的問題。

恰當的按摩手法是「輕按摩」，不僅手法要輕，按摩次數也不宜過多，以半個月一次的頻率為佳。

第五，平時壓力大，內分泌不平衡，也會加重背部的負擔。處於壓力狀態時，很多人會發現自己的背肌也會變得緊繃，甚至會產生痙攣。長時間承受過大的壓力會使身體產生更多的皮質醇，這是增加炎症的催化劑。如果壓力過大，不妨適時起身拉拉筋走動一下，這是釋放壓力並緩解疼痛最好的方法。

第六，睡覺的床墊太軟會導致脊椎變形。過軟的床墊會讓脊椎在睡眠過程中凹陷變形，使腰部肌肉一直處於緊張狀態，彈性也慢慢變弱。長此下去，很容易罹患椎間盤突出。

如果床太硬，也會導致椎間盤突出。正常脊椎需要保有弧度，長期睡在硬床上會讓這種弧度逐漸消失，肌肉纖維長期處於緊繃狀態中。一旦有劇烈活動或意外扭傷，就會突發椎間盤突出問題。

合適的床墊，應是躺上去後腰部沒有明顯下陷感，最好有一定的彈性，好翻身，翻身時可以輔助腰部動作，減少腰椎磨損。

第七，運動不當也會造成脊椎磨損。

運動方式不當會導致脊椎變形、腰部承受壓力過大，容易造成椎間盤突出。這裡提到的方式不當包括運動姿勢、輕重程度和時間長短三方面。

每日運動時間超過60分鐘，脊椎就會出現過度屈伸現象，腹部也會因此而承受過大壓力，磨損脊椎。恰當的運動時間以30分鐘左右為宜，可適當加強背部的伸展，以太極拳、健走和游泳等項目為佳。如果身體狀態不太好，要儘量避免需要猛烈轉身的運動類型，如壁球、羽毛球、高爾夫球和網球等。

除此以外，如果女性胸部過大，也會增加脊椎的負擔，更容易出現背痛。緩解的辦法是選擇合適的胸罩，給乳房恰當的支撐，儘量減少背部負擔。當胸罩尺寸太小，反而會加重背部負擔；如果尺寸過大，則起不到托起胸部的作用。

上班族或者學生族如果總是背著單肩包，容易使脊椎向一邊傾斜，不但會增加肩膀和脊椎的壓力，還會因為負重而傷到肌肉。

造成脊椎衰老的原因都是日常非常容易忽視的小細節，開始重視生活細節，就是開始重視脊椎的健康。

訓練核心肌肉

隨著生活方式的改變，年輕人會花費大量時間在工作、進修或者使用3C產品上，這在無形中都會增加罹患脊椎疾病的風險。脊椎病的發病率逐年增多且呈現年輕化趨勢，更加凸顯出保護脊椎的重要性。

世界衛生組織曾發布一份資料顯示，全球已有超過一半的人受到脊椎疾病的困擾。在這些人當中，上班族和學生的患病率還在逐年上升。

脊椎健康與否，不僅關乎人的身心健康，更會影響體態、外表，帶給患者不必要的麻煩。

脊椎是人體的中軸線，更是運動的軸心，具有支撐身體，保護脊髓、脊神經和內臟器官的作用。脊椎有曲度，所以從側面看有四個彎曲，頸椎和腰椎向正前方凸，胸椎和骶椎則相反凸向正後方。正是這如同彈簧一樣的曲度確保了人體的直立行走姿勢，並且緩衝了因行走和跳躍而帶給腦部和臟器的震盪和衝擊。

但脊椎並不是一出生就固定是這樣的形狀。胎兒還處於子宮中時，整個脊椎是全部向正後方凸出的弧形。隨著新生兒逐漸抬起頭部，頸椎前凸曲度和胸椎的後凸曲度才會愈來愈明顯。

但一直到嬰兒學會直立行走，頸椎和腰椎的功能才會逐漸完善。

頸椎和腰椎是整個脊椎中活動量和活動幅度最大的區域，因此更容易出現磨損或受傷。但脊椎疾病的症狀不只表現在背部，如前所述，會表現在身體各部位。當脊椎因為長期損傷而出現歪曲、錯位，通常還會因此壓迫交感神經，進而會引起自律系統紊亂，使身體出現許多找不到病灶的症狀，醫學上稱此為「脊椎病因」。如果對脊椎病進行恰當治療，可以有效緩解其他疾病症狀。

要想保護脊椎健康，就要從平時的小細節開始，運動提升肌力，加強日常生活中對脊椎的防護，真正做到防大於治的效果。

如果是上班族或學生，或者是長期開車的司機等久坐族群，最好的保健方法是每隔一個小時左右就起身活動一下四肢和腰背、頸椎。平時要養成端坐的習慣，在腰椎和椅子靠背之間增加靠墊來緩解腰椎的壓力。行走時要儘量保持身體的平直，步速不緊不慢。平時注意控制體重。如果發現腰腹部已經出現脂肪堆積的「救生圈」，就更要及早注意腰椎負擔過重的問題。過多脂肪對脊椎完全沒有保護作用。

練好核心肌群，可以保護脊椎在日常生活及運動中的穩定度和平衡，避免意外傷害。核心肌群是指圍繞著脊椎和骨盆腔的肌肉，可準備瑜珈墊，簡單訓練。

不同年齡段的人群，罹患的脊椎疾病也不盡相同，如很多針對年輕人的保健方法和保健強度並不適宜老年人。老年人在出現脊椎疾病時，多會伴隨骨質疏鬆症，稍不注意就有可能引起骨折，所以不可太過勉強。以自己身體的伸展最大強度為臨界點，用力過度給身體帶來的傷害比不足還要大。

訓練核心肌群的方法很多，關鍵不在於一次能掌握多少內容，而在於能否把每一項內容堅持運用到日常生活中。

中醫保養脊椎的三妙招

中醫學中，保健脊椎有三個妙招。

第一招，隨時注意保暖，避風寒。

每當季節變換天氣轉涼，醫院的脊椎病患者就診數就會大幅增加。這是因脊椎對寒冷特別敏感。寒冷會導致脊椎韌帶和肌肉變得更加僵硬，並影響到脊椎內的血液循環，久之就會損傷脊椎健康。即便是夏天，若偏愛吹冷氣或洗冷水澡，也容易埋下脊椎病的隱患。在室內，避免讓冷氣直吹頸部和腰部，溫度也不要調得過低。在室外，要備好圍巾和防風大衣，避免寒邪入侵體內。

第二招，避免久靜，避免久動。

脊椎磨損的原因有二，一是久坐，二是久動。人在久坐狀態下腰部承受的壓力最大。在所有腰椎病患者中，絕大部分都是坐出來的，另有35%左右的慢性腰痛會逐漸發展為椎間盤突出。

長期採取坐姿並保持低頭伏案的姿態，對頸椎的損傷非常大，這是造成頸椎病的主要原因。坐下時，頸椎會前傾，所以更容易導致頸椎疲勞。

建議最好是每隔一小時就站起來活動十分鐘。如果是長期久站，如保全人員、專櫃人員等，感覺到疲累時也要及時坐下來休息，且同一個站姿不要保持過長時間，應每隔一段時間就換重心。

如果想適當活動一下，注意動作要輕柔。幅度過大很容易導致脊椎受傷。比如，突然扭頭、站著直接彎腰拿重物、拼命拉扯上半身以拿取物品，都有可能造成脊椎意外傷害。在劇烈運動前，一定要做好熱身動作。

第三招，保持脊椎不歪曲，才能最有效防止脊椎疾病。

脊椎最偏愛平衡感和放鬆的狀態，不良姿勢會打破脊椎的這兩項需求，如窩在沙發裡、捲曲睡覺、斜躺著看電視、躺在床上滑手機等都會讓脊椎感到不舒服。若有長期蹺腳的習慣，也易造成骨盆歪、坐骨神經痛等。雖然一些不正確的姿勢會讓人感覺更舒服，但長期下去會造成脊椎變形。保持良好姿勢，是維持脊椎健康的最基礎原則。

除了這幾點建議，家居中還要選擇更符合人體工學的生活用具，如床墊軟硬適中、枕頭高低適中、桌椅高矮適中等。中醫治病最講究的原則是「度」，凡事不可太過，也不可不足，否則皆會造成損傷。這一個字，也是保養脊椎健康的關鍵。

第3章

頸椎病，牽一骨而痛全身

頸椎是人體最重要之處。每天的行立坐臥，都是靠頸椎牽引。它上支撐著體積和重量都相當龐大的頭顱，下要引領全身的肢體和動作。頸椎本身十分脆弱，一旦出現問題，甚至會導致全身不適。頸椎就像是背負著重大使命的使者，需用心保護。

頸椎每天都在承受負重

走進辦公室，會發現所有在電腦前工作的人，都把脖子伸得長長的，這個不良姿勢，正是上班族容易得到頸椎病的原因。長此以往，必然會造成頸椎磨損、退化。

頭部前傾是所有人都難以避免的不良姿勢，會造成的身體問題遠超乎想像。這一姿勢會造成肺活量損失30％的功能。當脊椎因為頭部前傾而出現彎曲，會阻礙舌骨肌的活動能力。下舌骨肌會在吸氣時負責抬起第一塊肋骨，如果這塊骨肌的活動能力受限，人體的呼吸功能就會出現障礙。

頭部前傾還會減慢胃腸系統的蠕動功能，尤其是當大腸受到牽連後，消化系統受到的影響更加明顯。人體的自我吸收和排泄功能出現障礙，自然會連帶影響整個健康。

值得一提的是，現在大多數的矯正方法都更傾向於脊椎、肩膀和骨盆的位置，殊不知頸部的損傷其實更多、更廣。只有先修復好頭部的功能性，身體其他部位才能得到更恰當的矯正。別讓頸椎成為全身負擔最重的骨頭。

另一項高發於頸椎部位的疾病便是脊椎側彎，且患病年齡愈來愈傾。

正常的脊椎，從正面看，上到下是呈一直線，如果脊椎彎向身體的任一邊，就是脊椎側彎。事實上，大部分脊椎側彎並不是單純平面的左右傾斜，而是一種３Ｄ「旋轉」的變型。初期從外觀較難看出，若在青少年時期發現脊椎有側彎，一定要定時追蹤、矯正，以免愈來愈嚴重。一般來說，脊椎側彎並不會對人體健康造成太大影響，但如果側彎角度慢慢變大，脊椎椎關節就會壓迫到胸腔內的臟器，可能會傷及心臟和肺部。如果壓迫到腰部的神經組織，會出現腳麻、腳痛等狀況。

脊椎側彎有先天因素，但大部分都是原因不明。雖然有許人認為是單肩背包、長期翹腳等原因，但並沒有直接證據可證明。不過，體力勞動者由於長期負重過重，或姿勢不良等原因，晚年的確是脊椎側彎的高危險群。

脊椎若彎曲，脊椎旁邊的肌肉就會因為兩邊不平衡而拉扯，肌肉容易疲勞僵硬，出現腰酸背痛。如果再加上缺乏運動和姿勢不良，身體某些部位還會演變成慢性的肌筋膜發炎，直接影響工作、上課、睡眠等生活品質。等年紀大了，脊椎也會因此而提早退化，導致「長骨刺」或椎間盤突出，變成只能開刀（關於脊椎側彎詳細，可見34頁）。

脊椎側彎是否需要開刀治療，要看側彎角度而定，若角度小，只需定時追蹤即可。脊椎側彎很容易發生於青少年族群，平時家長應注意督促孩子保持良好的坐姿和站姿，加強肌肉訓練。防治脊椎側彎的關鍵是早發現、早診斷、早治療。

關於頸椎病，或許年輕時人體自癒能力良好，所以我們不在意，但也確實會帶給日常生活很多不便，且老了之後可能會「加倍奉還」。如果對頸椎能有多一些的瞭解和保護，或許就可以儘量避免這些傷害。

一旦頸椎受損，全身都麻煩

骨骼的健康狀態，完全可以反映身體的健康狀況和生活品質。

統計顯示，在中國，高達97%的中老年人患有脊椎病，已經超越了高血壓等心腦血管疾病的地位，成為人體最致命的「隱形殺手」。更為可怕的是，脊椎病並不僅僅局限於中老年族群，年齡有漸漸下修趨勢。尤其是頸椎病，多發生長期坐在電腦前面工作、缺乏運動以及生活習慣不良的上班族和青少年族群身上。頸椎病的平均年齡已經從40歲提前到30歲，且高達15%的上班族有頸椎病。

要想預防頸椎病，就要明確瞭解頸椎病究竟會帶來哪些危害。

頸椎出現問題，最先受到波及的一定是頭部和上肢。頸椎上承頭顱，下接軀幹，既是脊椎中活動最多的部位，也是神經中樞最重要的部位，更是血管的必經之路，一旦發生故障，後果不堪設想。具體表現如下：

（1）第一頸椎出現問題，人體會常出現暈眩和腦供血不足。

（2）第二頸椎出現問題，頭痛、失眠、眼睛乾澀、視力模糊、耳鳴等症狀會一一襲來。

（3）第三頸椎出現問題，常出現頭暈、頭痛的症狀，並伴有肩頸部位的各種不適。

（4）第四頸椎出現問題，患者多會出現雙手麻木、肩周炎、打嗝、容易落枕、噁心、嘔吐的症狀。此時症狀會非常明顯，也便於患者自檢。

（5）第五頸椎出現問題，頸、肩、手掌等部位出現脹痛等異常。

（6）第六頸椎出現問題，要警惕有高、低血壓的風險，拇指和食指通常會有麻木感。

（7）第七頸椎出現問題，患者會明顯感到胸悶氣短，肩胛部位出現疼痛感，無名指和小拇指會有麻木感。

若有以上這些明顯症狀，在身體上沒有其他問題的情況下，就要考慮是頸椎的問題。

大多數情況下，頸椎損傷不是立即性的。尤其是對於上班族和學生族來說，在桌子前一忙就是好幾個小時，等到工作忙完才會感覺到腰酸脖子疼。勞累一天回到家，又躺在沙發上看電視、玩手機。這已經成為很多人的生活常態，卻也正在慢性傷害頸椎。

如果是久坐辦公室的上班族，一旦出現頸椎疼痛、肩膀酸軟、後背發麻、小腹愈來愈突出，最根本的問題還是出在坐姿上。長此以往，必定會成為頸椎病的最大受害者。

頸椎由7個骨節組成，但這7個骨節並不是簡單地羅列在一起，而是由椎間盤相連接。正常情況下，椎間盤應該是充滿彈性。但是隨著年齡的增長，椎間盤裡的水分會不斷減少，蛋白質的含量也會下降，此時只要稍微用力，頸椎就會凹陷下去彈不起來，從而影響到頸椎的正常活動性。要治頸椎病，必定要把重點放在椎間盤上。

導致椎間盤出現水分下降的原因不僅有年齡，還有遺傳因素、生活習慣、職業傷害、外傷等情況，都會導致椎間盤有問題。很多年輕人覺得脖子不舒服，到醫院去檢查才發現自己的頸椎已經變成直的，甚至出現向後彎的情況。頸椎的弧度一旦出現變化，裡面的血管會扭曲，神經通路、骨髓也會因而受到壓迫，帶來一系列頸椎問題。

壓迫骨髓會導致出現脊髓型頸椎病，這種情況最容易出現於車禍或者外傷的誘因下。患者多會表現出頭重腳輕、走路不穩，甚至可能因此癱瘓。

壓迫神經會誘發神經型頸椎病，患者的肩頸部位會出現反復發作的疼痛感，手指有麻木感，一些簡單的如仰頭等動作開始變得不夠靈活。如果壓迫到視覺神經，會出現眼睛乾澀、怕光、視力模糊等症狀，而且通常會表現出心煩、暴躁、易怒等情緒。

壓迫血管會影響到大腦的血液供應，患者同樣會出現眩暈、噁心的感覺，且多伴隨偏頭痛、視力模糊的症狀。此時患者很容易被誤診為神經性疾病。

如果單純是長期久坐而造成的慢性損傷，平時要注意多休息，適當進行按摩，可以用熱水袋熱敷，這些簡單的方法都可以有效緩解不適。

認識6種類型的頸椎病

頸椎病可分為好幾種類型，其病因和治療方式各有不同，在治療之前，最好能有些許認識。日常中常見的頸椎病可分為以下幾種類型。

1.神經根型頸椎病

這種類型的頸椎病，最為典型的表現就是有麻木感和疼痛感，而且疼痛範圍會輻射到頸椎神經所支配的所有區域。症狀常於夜間睡眠或晨起時加重，時好時壞。此外還會併發胸廓出口症候群、腕隧道症候群、肘管症候群、肩周

6種頸椎疾病的常見症狀

神經根型頸椎病

此型頸椎病多由椎間盤退化、骨刺增生引起，常於夜間睡眠或晨起加重。
常見症狀：上肢痠、痛、麻、感覺喪失、肌肉無力、肌肉萎縮。

椎動脈型頸椎病

患者多為中老年人，發病與頭頸活動有關，造成血流障礙，腦供血不足。
常見症狀：頭昏、眩暈、噁心、嘔吐、耳鳴或猝倒。

交感型頸椎病

交感神經異常興奮或抑制，而出現的相應症候群
常見症狀：肩頸疼痛、手臂麻、頭昏、視力模糊、畏光、胃食道逆流。

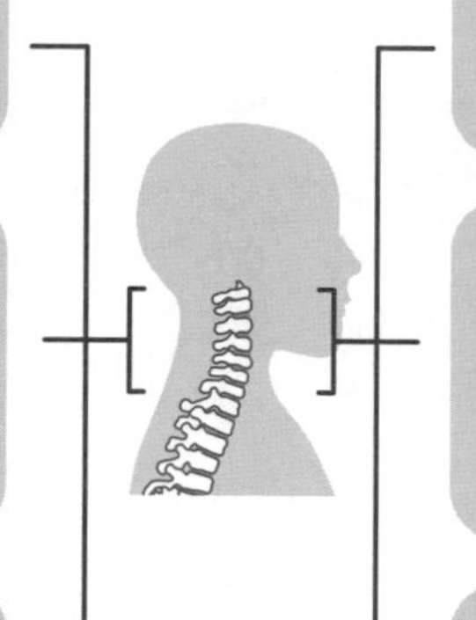

脊髓型頸椎病

發病率高，症狀嚴重，一旦延誤診治可發展為不可逆神經傷害。
常見症狀：四肢麻木、肌肉無力、肌肉萎縮、跛行。

頸型頸椎病(又稱落枕型)

通常是頸椎病的最初階段。痠痛感以頸後部位為主，常發生落枕。
常見症狀：頸部痠、痛、麻、肌肉僵硬、頸部活動受限。

混和型頸椎病

以某一類型症狀為主，合併出現其他類型症狀。

炎等以上肢疼痛為主的疾病。可以說此種類型的頸椎病是一種綜合性的脖頸部位病症，需要進行全面治療。

此型頸椎病多是由於椎間盤退化、骨刺增生，頸椎關節和韌帶鬆動、錯位，造成頸神經根的刺激和壓迫，因此出現頸痛或者頸部發僵、發麻的狀況，上肢可以明顯感覺到放射性的痛感和麻木感，會感覺上肢比較沉重，握力減退。好發於30～50歲工作生活壓力較大的人。

治療時，可以採取熱療、按摩、物理牽引等方法，就醫時間愈早，療效愈好。

2. 椎動脈型頸椎病

椎動脈型頸椎病會造成血流障礙，腦供血不足，易造成眩暈、頭痛、猝倒、視力障礙等症狀。如果拍攝X光，會發現患者的頸椎部位有骨質增生的現象，並多伴有交感神經的症狀，產生眼源性或者耳源性眩暈。

在所有頸椎病中，椎動脈頸椎病占了5％，患者多為中老年人，有眩暈、噁心、嘔吐、耳鳴、重聽、眼部痙攣等症狀，且發病與頭頸活動有關。比如頸部位置突然改變時，可能會下肢突然無力而猝倒，但此時患者的意識通常是清醒的，只是肢體會呈現出麻木或感覺異常。

3.交感神經型頸椎病

在頸椎病的各種病理變化中，均會直接刺激或壓迫交感神經末梢，或通過頸脊神經的病理反射，引起交感神經的異常興奮或抑制，出現相應症候群。如果年齡在30～45歲，常伴有肩頸疼痛、手臂麻、眩暈、頭昏、頭痛、視力模糊、畏光、鼻塞、胃食道逆流等症狀，那就要懷疑是否患上了交感神經型頸椎病。

罹患交感神經型頸椎病，在X光照射下，會發現頸椎部位不穩定，並有退化現象。

4.脊髓型頸椎病

在所有頸椎病類型中，脊髓型頸椎病約占15%，且症狀嚴重，一旦延誤診治，可發展為不可逆的神經傷害。常表現為下肢末端麻木、肌力下降，並伴有大小便障礙等。

發病原因是椎間盤突出、骨質增生，或連接骨關節的韌帶增厚、骨化，而壓迫到脊髓及血管，甚至讓脊髓缺血或壞死。病程進展緩慢，不會立刻發病，很多人直到步入中年，才突然出現單側或雙側下肢麻木，後期可發展為行走困難和大小便功能障礙，甚至癱瘓。

5. 頸型頸椎病（又稱落枕型）

通常是頸椎病的最初階段，也是治療最有利時機。痠痛感以頸後部位為主，致頸後易於疲勞，在過度疲勞、風寒、枕頭或臥姿不適時，常發生落枕症狀。常見症狀為頸部痠、痛、麻、肌肉僵硬緊繃、頸部活動受限。

6. 混和型頸椎病

以某一類型症狀為主，合併出現其他類型症狀。

頸椎病主要是由於頸椎的磨損、退化、長期姿勢不良等原因造成，不同原因生成的頸椎病類型也不盡相同。不論以哪種方式進行分類，花錢治療不如花時間預防，這同時也是自我保健的關鍵。在生活中保持正確的姿勢，是預防所有疾病的共同點。

容易造成頸椎疾病的誘因

頸椎病多是長期生活累積，有哪些誘因容易導致頸椎病？一起來看看。

誘因一：季節交替、晝夜溫差大。

夏季一覺醒來，很多人會發現自己出現落枕。這是因為夏季氣溫雖高，但晝夜溫差也大，如果晚上不注意保暖頸部，便可能導致頸椎病，落枕是頸椎出問題的最典型症狀。

睡眠時人體對溫度的變化非常敏感。一旦出現溫度異常，睡眠中就會過於頻繁翻身，頭部因為重量過大而成為被迫牽引旋轉的部位，這也成為頸椎病的一大誘因。

誘因二：長期處於壓力、煩躁中。

有研究表明，不論是多愁善感還是脾氣暴躁，這類人群都會比心情開朗的人群更容易患上精神官能症，進而影響到骨關節和肌肉的健康。如果長期心情鬱悶，將很容易在肩頸部出現痛感，這是頸椎病的先兆。

誘因三：冷氣天天吹，對著吹。

不論是冷氣還是暖氣，都不應吹過度，尤其是夏天，辦公室的冷氣溫度一般都很低，為了避免頸背部肌肉受寒，最好多加一件外套，或者佩戴絲巾，以免頸部過分受涼而引發或者加重頸椎病。

誘因四：久坐看電腦、滑手機。

久坐是最有可能誘發頸椎病的不良習慣。久坐不但會讓肩頸部疲勞受損，也會因為缺乏運動而讓頸椎病有可乘之機。在工作空檔，可以做一些簡單的伸展，除可充分運動頸部、背部肌肉，還有助保持頸部血液暢通，避免長時間肌肉僵直而讓頸椎疲勞。

誘因五：熬夜、晝夜顛倒、睡眠不足。

大自然的規律是晝作夜息，人體的運行規律只有和大自然的規律相應，才能保持健康。然而隨著生活方式的改變，現代人多喜歡在夜間增加娛樂活動，由此導致晚上的睡眠時間大幅減少，而白天又疲於應付來自工作和生活上的各種壓力，因而使得頸椎缺乏足夠時間進行自我調整和修復。時間一長，再好的頸椎也會因為慢性損傷而退化，不知不覺讓疾病纏身。

誘因六：通勤時歪著脖子小睡，午休趴睡姿勢不對。

有句玩笑話「中午不睡，下午崩潰」，這也從側面說明了午休的重要性。但上班族中午想小睡一下，通常只能趴在辦公桌上眯一會兒，或者通勤時斜倚在座位上睡覺，殊不知這樣的姿勢對頸椎傷害非常大。不論是長睡還是小睡，都要注意以下兩點。

第一，盡量不要向前趴著睡覺，準備一個U形頸枕，小睡時以仰躺的姿勢較好，這樣可以避免讓頸椎撐整個身體的重量，最大限度地減少對頸椎的傷害：

第二，休息時要想方設法給頸椎找一個合適的支撐點，比如，衣服卷起來墊在頸後，或準備U形頸枕，以避免頸椎無所支撐。

誘因七：冷水澡沖出頸椎病。

有些人一出汗就想要沖冷水澡，剛洗完澡後會覺得全身舒暢，但是一覺睡醒就會感覺到身體異樣。首先是頭部的活動大受限制，然後手腳開始出現麻木感，這些異常現象都是冷水澡惹的禍。當身體處於高熱狀態，沖冷水澡固然可以讓人感覺到神清氣爽，但溫差刺激過大，很容易導致頸椎出問題。選擇洗溫水澡，反而比冷水澡更容易讓人在短時間內恢復精力，而且也更健康。

還有一點需要特別提醒，一旦發現頸椎處有不適感，千萬不可以做一些自創的頸椎訓練操。不恰當的頸部訓練，往往會引發更為嚴重的頸椎病。一旦運動過度，就會使得頸椎部位的細小纖維發生斷裂，難以修復。

防護頸椎病，首要一點是生活規律，注意氣溫和濕度的變化，避免季節性頸椎病發作。平時注意飲食調整，給予頸椎營養，才能保持健康。

感冒也能引起頸椎病

感冒也可以是引起頸椎病的原因之一。

研究證明，咽喉部位的細菌和病毒有可能播散到頸椎部的關節以及周圍的肌肉和韌帶組織，使得這些部位出現組織痙攣、收縮，導致肌張力下降，韌帶鬆弛，並且破壞局部的完整性和穩定性。這是頸椎病發生的基本前提條件。

通常情況下，感冒非常有可能引起咽喉發炎。症狀嚴重時，患者會感覺後腦勺疼，進而發展到脖頸疼，這其實就是感冒病毒連帶影響到頸椎的前兆。日常生活中，少吃刺激性食物，積極預防上呼吸道感染，儘量避免感冒誘發的咽喉炎症，是有效防治頸椎病的關鍵。

感冒誘發頸椎病的原理其實並不複雜。所謂的頸椎病，多是指在頸椎部位出現關節磨損、錯位等，尤其是一、二頸椎旋轉半脫位。一、二頸椎緊靠咽部，感冒咽喉發炎症可能會波及此處關節，使這裡的椎骨充血，並進一步導致韌帶和關節變得鬆弛，大幅降低椎關節之間的穩定性，造成一、二頸椎半脫位。

一般來說，一、二頸椎半脫位形成的原因，主要有以下四種。

第一種：頭部猛烈旋轉、過度旋轉，引起某側的韌帶張力失調、拉扯，導致錯位。

第二種：先天發育缺損，關節結構不夠穩定，在頭部突然旋轉或扭傷時而錯位。

第三種：因為上呼吸道、扁桃體、中耳、鼻咽部的炎症引起。這種情況，是感冒引起頸椎病的典型表現。

第四種：意外傷害導致。當頭部遭受外傷，又或者在進行頭頸部的按摩時手法不當，都會引起錯位。

頸椎關節錯位時，通常會表現為頸項部疼痛僵硬，不能轉頭，動則劇痛，頭強迫性地側歪某一邊，頭部前傾時後側疼痛，脖子轉動會發出聲響。如果情況比較嚴重，患者還會感覺到頭頸一直有向前的墜落感，甚至出現上肢麻木、無力以及步態不穩等症狀。此時首要的選擇便是住院治療，切莫隨便找人按摩、推拿，以免對敏感的頸椎部位造成更嚴重的傷害。

既然感冒會引起頸椎病，在日常生活中就更需防範感冒。

感冒多發於季節交替時期，此時氣溫不定，人體很容易受到風寒侵入而感冒。意外感冒時，可按揉大椎穴，能有效緩解症狀（全身穴位圖，請見第2頁）。

你低頭時，在脖頸後面可以摸到一塊突起的高骨，在這塊高骨的下方就是大椎穴的位置。如果感覺到有感冒現象並出現身體不適，可以用手掌搓大椎穴至有熱感，以皮膚微微發紅發熱為宜。此舉可以幫助機體振奮陽氣，抵禦外邪，有效緩解頭暈、頭疼、鼻塞、咽喉炎症等感冒症狀。晚上睡覺前洗熱水澡時，多沖淋這個部位，或者用熱毛巾熱敷大椎穴，都能防治感冒。

按揉穴道時一定要注意手法輕重，以免因為力道過重，引起頸椎部位其他不適。

防治感冒最好的方法是注重飲食和生活習慣，勤洗手，多吃蔬菜水果，多喝水，注意天氣變化，及時添衣，睡眠充足，保持心情愉快。這幾點也是所有健康生活的基本前提。

頸椎關節其實很常錯位！

頸椎部位最容易受到的傷害是關節錯位。

在中醫的理論體系中認為，頸椎錯位屬於「筋出槽」或者「骨錯縫」的範疇。出現頸椎錯位，即「頸椎小關節錯位」，醫學上稱作「頸椎小關節功能紊亂」，是指在頸椎部位的骨關節之間發生了一些非常微小的改變。錯位幅度很小，屬於頸椎小關節囊內的微小移位，是頸椎在受到一點輕微傷害後經常會出現的頸椎問題。

當出現頸椎錯位，最明顯的表現便是感覺咽喉部位總有異物感，並且伴有偏頭痛、眩暈的症狀以及出現視力和聽力障礙，也有患者會手麻、心律失常。

導致頸椎關節錯位的最大因素是日常生活中的不良習慣。如長期伏案會磨損頸椎，使頸部肌肉群受力不平衡，就非常容易導致頸椎小關節錯位。有些人喜歡躺在床上滑手機，或者睡覺時枕頭的高度不合適，長期下來都會導致脊椎變形。或者是長期缺乏運動而肌肉量不足，也很容易發生關節錯位。

如果只是因為姿勢不良而導致頸椎出問題，就需及時改正日常生活習慣。如不睡過軟的床墊、選擇合適的枕頭、空閒時可以多游泳健身、每天起床後或者睡覺前做一些簡單的核心訓練，都可以保護頸椎。

大多數的頸椎病患者都曾有過頭頸部的外傷史，基於此病根，在以後的生活中即便只是出現輕微的擦傷，或者只是一個伸懶腰的動作，都有可能讓頸椎的骨骼錯位，甚至壓迫到脊髓、神經或者血管。

關節錯位的病程一般較長，甚至會長出骨刺，韌帶鈣化。隨著年齡增長、身體老化，該病多會反復發作，嚴重影響到正常的生活和休息。

頸椎疾病多為退行性病變，除了對頸部多加保護、避免不必要的損傷，更為重要的一點是要有足夠的睡眠和休息，工作、學習時保持良好習慣，同時再加強對頸肌的訓練，就可以起到很好的預防作用。

枕頭怎麼選，對頸椎最好

睡眠時，枕頭過低或過高，都會導致脊椎附近的肌肉、韌帶因長時間拉扯而疲勞，形成慢

【仰睡時】・額頭與下巴同高 ・枕頭下壓約1個拳頭高

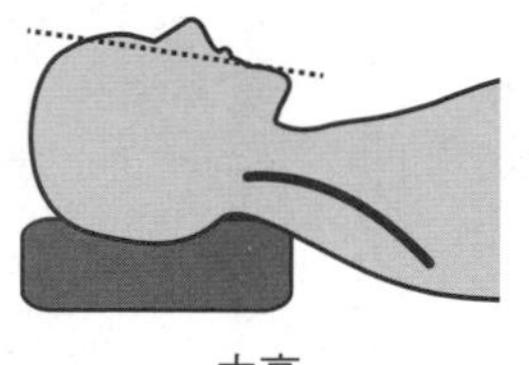
太高

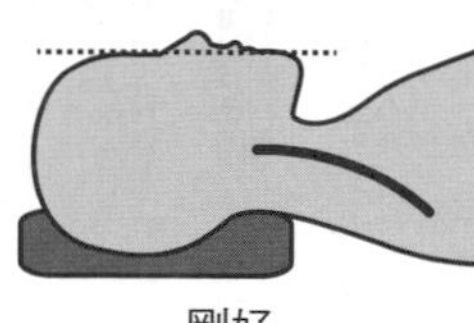
剛好

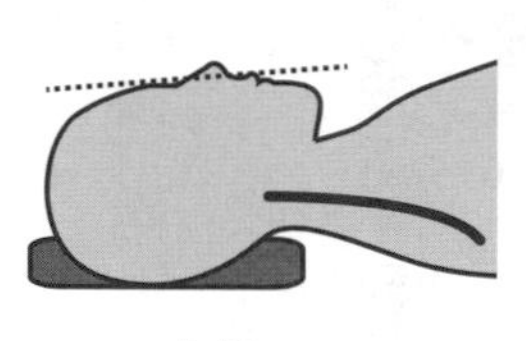
太低

【側睡時】・臉部與身體中心線一致 ・枕頭下壓約1.5個拳頭高

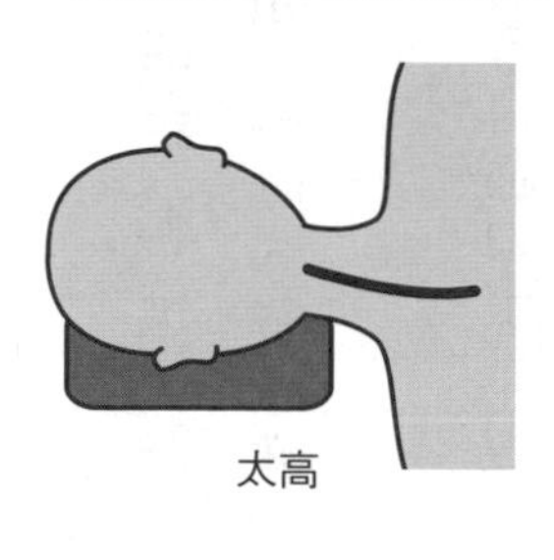
太高

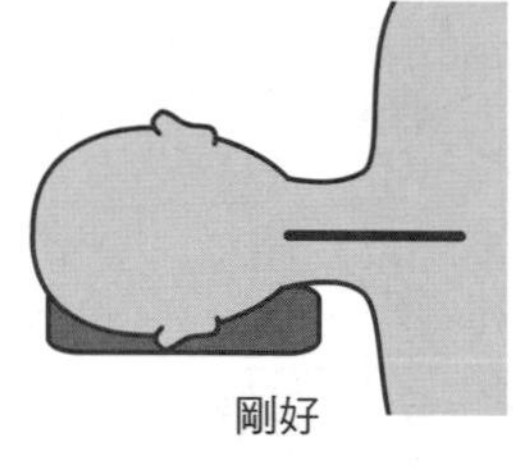
剛好

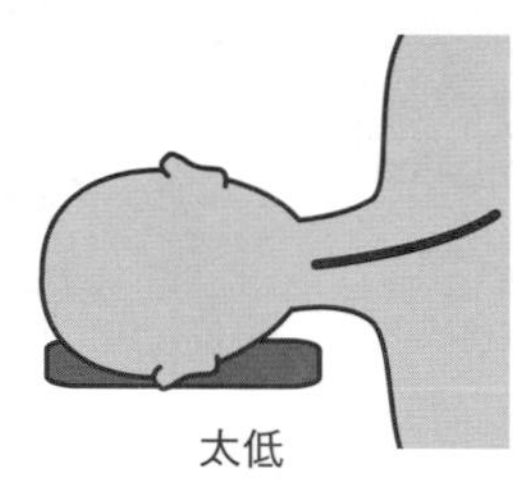
太低

性傷害。不用枕頭或枕頭過低，會使頭部長時間呈現「後仰」的狀態，可能會導致：

1. 壓迫到神經，起床後手麻。
2. 頭部位置低於心臟，導致臉部血液循環差，容易睡醒浮腫。
3. 睡眠中下意識將手或手臂墊高頭部，導致血液不循環。

枕頭高度過高，睡眠時會使頭部長時間呈現「低頭」的狀態，可能會導致：

1. 頸椎彎曲不正常，椎間盤突出患者症狀加重。
2. 肌肉緊繃，無法適當休息。
3. 壓迫到喉嚨，睡覺時更容易打呼。

因此可以說，一個合適的枕頭，比起生病後才治療更為重要。

那麼枕頭應該怎麼選呢？

首先以睡在枕頭上頸項不會扭曲為原則，仰睡時，額頭與下巴應在同一水平線上。另一個簡單的判斷為，躺下後，枕頭被壓縮的高度應與拳頭立起高度差不多。側睡時，臉部與身體的中心線應呈一致，簡單來說，枕頭高度應比仰躺時略高約半個拳頭高度為宜。一般成人的頸椎支撐高度約6公分，因此建議成人的枕頭高度不宜低於6公分高。

此外，不同的頸椎問題，適合的枕頭高度也稍有不同。如患有頸椎間盤髓核脫出或突出症狀，枕頭需要放低一些，可以減少椎管前方受到的壓迫。如果是患有椎管狹窄，或者伴有骨質增生、頸椎結核、頸椎腫瘤、僵直性脊椎炎等症狀，枕頭以保持正常的高度為宜。

選擇枕頭材質時，熱壓縮海綿枕芯會比一般常用的蕎麥皮、棉花、鵝毛等填充物更適合頸椎病患者使用，並且對失眠和打呼等問題也都有很好的治療效果，可以幫助頸椎病患者擁有良好且充足的睡眠。

不慎腦震盪，別忽視了頸椎損傷

若頭部意外受到撞擊，經常會造成腦震盪。但其實腦震盪並不是大腦的病症，而是頸椎震盪的後遺症。

雖然大腦有一個十分堅固的外殼保護，但相對於身體其他部位，頭部仍是最容易遭受意外，且最脆弱的地方。遭受到外力打擊時，大腦很容易出現短暫性的功能障礙。一旦腦部受到傷害，最常見的結果便是腦震盪。但很多腦震盪患者即使外傷治癒，仍會出現眩暈、頭疼、噁心、嘔吐、失眠、嗜睡、耳鳴和視力模糊的症狀。即便使用專業的醫療儀器對患者大腦進行進一步的檢查，也很難發現問題，於是這些症狀會被統一命名為「腦震盪後遺症」。

腦震盪之後，為什麼會出現這些後遺症？

這些後遺症多半是由於椎間關節錯位導致。患者因為外傷而腦震盪時，頸椎部位必定也會受到損傷，而最常見的頸椎損傷便是椎關節錯位和軟組織的損傷。相比之下，頭部因為有顱骨保護，所以不會輕易出現腦損傷的情況。但頸椎以及椎間關節卻會因為不當的撞擊、打擊以及用力過猛而損傷，此時出現的症狀往往包括眩暈、頭痛、噁心、嘔吐等一系列被認定是腦震盪的表現。

受到撞擊意外後，如果做了腦部斷層攝影沒有發現異常，那有可能問題是出在頸椎。

也有很多「腦震盪後遺症」患者會出現長達數月至數年的頭痛病史，經過檢查也並未發現頸椎有關節錯位，患者此時很容易被誤診為「精神官能症」。因為無法檢查出病理上的問題，所以患者自身的病痛經常不被人理解，甚至被認定為「神經質」。這種情況很有可能是因為寰樞關節功能出現紊亂所造成。

頸椎連接著頭部和軀幹，受到撞擊時比其他部位更容易受到傷害，而且凡是頭部出現問題的患者，大多數都伴有頸椎上的問題。但寰樞關節功能紊亂並不會表現為頸椎部位的骨折或者錯位，用X光等儀器也無法檢查出問題所在，因此很容易被醫生忽略。

一旦出現寰樞關節功能紊亂，患者通常會出現以下症狀。

（1）椎動脈供血不足，因此患者常會感覺到眩暈和頭痛。

（2）睡眠品質差、失眠、耳鳴、聽力障礙、聲音嘶啞、胸悶、噁心、嘔吐等一系列症狀交替出現。

（3）寰樞關節紊亂屬於頸椎病的一種，因此也會有頸椎病的一些典型症狀，如出現肩頸部位的痛感等。

（4）部分患者會明顯出現頭歪向一側的情況，這種情況更常發生於青少年身上。也有一些患者會出現面部發育不對稱的情況，一側臉寬，一側明顯較短。

（5）明顯感到轉頭受到限制，在轉頭或者改變體位時還會伴隨頭暈。

（6）四十歲以上的患者會出現神經功能紊亂，這和更年期症候群非常相似，但會伴有全身發麻、發涼的症狀。也有部分患者會出現感官退化和運動障礙。

大部分的腦震盪其實都不會留下明顯的「後遺症」，如果在腦部損傷痊癒三個月後，仍有頭痛、頭暈、疲乏、焦慮、失眠、對聲光敏感、注意力不集中、記憶力下降、思維遲鈍、憂鬱等症狀，就要考慮患者並非是單純的大腦損傷，要及時檢查頸椎是否有問題。

有許多患者在腦震盪後，會出現身體和心理的雙重反應。患者在恢復期可根據身體狀況訓練身體，在增強體質的同時，還可以分散對腦震盪後遺症的注意力。日常要多注意休息，提高蛋白質攝取。此時，最忌諱的一點便是自我懷疑，甚至諱疾忌醫。只有先消除不必要的顧慮，才有可能從「腦震盪後遺症」的陰影走出。

頸部痠痛，中醫怎麼說

頸椎病大多是長年累積的慢性損傷造成，與患者不良的生活方式密切相關。長期姿勢不當，頸部肌肉的損傷程度也會逐漸加大，使酸麻疼痛等症狀纏身。

如果常常感到肩頸痠痛，代表頸椎已在發出警訊。首先，要有充足的休息，適度放鬆肌肉和韌帶組織，讓它們自我休養回復。如果仍天天晚睡、休息不足，肌肉的彈性會愈來愈差，肩頸持續僵硬。

古語有云：流水不腐，戶樞不蠹。要想健康，運動是最有效的方法。平時工作量大的上班族，每天可抽出20分鐘做核心肌肉訓練，假日則可打球、慢跑、游泳等，充分讓頸部肌肉「活」起來。在此基礎上，再配以氣血調理，就能徹底改善頸椎疼痛的問題。

頸椎痠痛，中醫認為是氣血瘀滯的因素。中醫講「不通則痛」，此時可以用一些調理氣血、疏通經絡的中藥，如當歸、丹參、桃仁、紅花、三七等，令血氣暢通。

若本身體質比較弱，身體無法保證頸椎部位能夠得到足夠的營養，頸椎處於「虛弱」狀態，就更容易痠痛。這種現象在中醫上稱為「不容則痛」。這時要用一些補養肝腎、強筋健骨的中藥，如黃芪、枸杞子、狗脊、白芍、淫羊藿等，以補充元氣。

自己在家也可以食補，熬蹄筋黃豆湯喝。此湯對緩解頸椎症狀有很好的療效，作法為：加入適量枸杞，小火燉煮兩個小時左右。蹄筋含有非常豐富的膠原蛋白，頸椎病患者食用後可有利於頸部軟骨、韌帶的復原和生長。黃豆含有豐富的植物性雌激素，可以幫助身體吸收膠原蛋白。這個湯還有美容功效。

此外，在家休息時還可以採用「墊頸法」來自己治療頸椎痛。方法也很簡單，拿一條浴巾，捲成實心的筒狀，仰躺床上，將浴巾調整好角度，置於頸部下方，一方面要墊出頸椎的弧度，即脖子下面有支撐起來的感覺；另一方面，後腦勺的部位不能離開床面。保持這個姿勢半小時左右。這種方法有助恢復頸椎的生理弧度，但要注意，雖然可以緩解一時疼痛，卻不可長時間使用，千萬不要整晚墊著睡覺。

還有一個方法可以緩解頸部不適。縫一個長條口袋，裝入大鹽粒，密封後放微波爐加熱幾分鐘。每天睡覺時枕在脖子下，以感覺到有溫熱效果為宜。此方法對緩解頸部不適非常有效。如果實在不方便，也可以用熱毛巾熱敷，一樣有活絡氣血的作用。

調養頸椎六大原則

頸椎出問題，常連帶影響內臟功能，並導致全身新陳代謝的速度減慢。注重體形的人可能會發現自己身上會慢慢長出贅肉，不但破壞了身體的曲線，更會讓皮膚變粗糙。當內臟的氣血循環受到影響，女性也多會出現痛經以及經期不順等現象。情況更嚴重時，頸椎的問題還可能造成心臟功能障礙，稍微活動就感到心慌氣短，逐漸喪失正常的生活能力。正因如此，對頸椎這個特殊部位一定要倍加保護。

保養頸椎，需要嚴格遵守六大原則。

原則一，**一定要選擇合身的內衣。**

過緊或者型號過小的內衣，是脊椎的隱形殺手。尤其女性的胸罩如果太小或太緊，好像在穿一件鐵絲衣一樣，肌肉會過度磨擦老化，並限制呼吸，換氣不夠而產生胸悶等不適。

原則二，**枕頭的高度是關鍵。**

睡覺時枕頭高度不對，會影響到頸椎健康，詳細可見80頁。

原則三，學會用肋骨呼吸。

如果上身肌肉和韌帶力量太弱，會導致脊椎附近的肌肉過於緊張，從而造成脊椎側彎。此時需要以最大限度的呼吸來保持上身的力量。可採取肋骨呼吸法，將雙手輕放在肩膀上，吸氣時向上聳雙肩，呼氣時下垂雙肩，反復呼吸10次，就有明顯效果。

原則四，注意席地而坐的姿勢。

席地而坐時，常見的姿勢有盤坐、雙腿伸直、屈膝或跪坐，但無論哪種席地坐姿，長時間下來對骨骼、肌肉與其他軟組織都會有一定程度的傷害，不建議維持同姿勢太久，最好多個姿勢換著坐。

原則五，女性要注意坐姿。

很多女性坐者的時候會把雙腿側向同一個方向，這種合乎禮儀標準的坐姿卻不合乎健康標準。長時間採取這種坐姿，會導致髖關節承受過重的壓力。此時整個脊椎都要努力保持成為一條直線，也會大大增加頸椎所要承受的重量，因此也更容易造成關節損傷。

原則六，要避免緊張的駕駛坐姿。

剛開始開車的人，可能會習慣只坐在座位前沿，以便於踩剎車和油門；或者讓身體保持後仰，使整個背部都靠在椅背上；或是歪著身體只用單手開車。這些都是錯誤的駕駛坐姿，長期保持這種姿勢，會嚴重影響到脊椎周邊的肌肉和韌帶，可能會造成脊椎側彎。正確的開車姿勢為，調整座椅讓小腿和腳掌、大腿與小腿、髖關節和大腿之間的角度均為90°，放鬆臀部，挺直腰背，才不會讓長途駕駛過於疲勞。

矯正日常生活的姿勢，讓不同年紀的人都可以享受自由伸展的樂趣，這往往是需要從日常生活中最容易被忽視的小細節做起。如取物時一律採取蹲下屈膝的姿勢，做家務時要注意調整拖把與掃帚的長度，避免長期間彎腰低頭傷到頸椎，睡眠的床鋪要能夠支撐身體伸展，以免脊椎得不到休息。

在日常生活習慣的基礎上，加強飲食和作息規律，以內調外養的方式來治療頸椎不適，才能起到更好的效果。

頸椎保健，對應時段效果更好

相對於其他方面的養生知識，我們其實更應該關心頸椎的養生常識。究竟如何做才能真正對頸椎起到養護作用呢？養護頸椎，也要分時間。

1.早晨七點左右，主動替頸椎調溫

不論冬夏，頸椎永遠都需要一個合適的溫度，才能始終保持自身的靈活性和堅韌性。頸椎愛熱不愛冷，準備上班出門的時候，給自己準備一件披肩或者圍巾，給頸背部多加一份保護。如果不小心受寒，可以用紅糖和生薑片熬煮驅寒湯喝。

2.上午十點左右，小動作放鬆頸椎

這一點對於身處辦公室的上班族來說尤為重要。利用工作空檔，聳聳肩，放鬆一下頸椎。

點點頭收下巴：直視前方、點頭、縮下巴，一次20～30下，做完動作頸後肌肉群會有被拉伸的感覺。這個動作可以避免頸椎生理弧度過直，也可以達到讓頸椎椎間盤突出復位的效果。

聳肩運動：肩膀向上聳，讓肩膀儘量靠近耳朵，再用力放下。重複10～20次，能有效緩解肩頸疲勞。

抬頭遠望：工作一段時間，便抬起頭看看遠方。長時間低頭工作，很傷害頸椎，抬頭遠望，可以緩解頸椎因長期處於某一種姿勢而帶來的疲勞感。同時遠望還能有效緩解視覺疲勞。

3. 傍晚六點，可做一些戶外運動

頸椎部位充滿了軟骨組織。軟骨組織並不是透過血液來吸取營養，而是以自身的壓力變化來讓新陳代謝和營養交換，也就是以運動的方式來補充營養。如果缺乏運動，軟骨組織會嚴重營養不良，長此以往會導致退化。因此，養護頸椎的一大關鍵便是運動。適當增加戶外活動，尤其是在傍晚下班後，做一些如游泳、打球或者瑜伽等活動，都可以給頸椎部位的軟骨組織提供豐富營養，有助緩解一整天的工作疲勞。

4. 晚上七點，晚餐多補充蛋白質與鈣質

養生上有一句俗話：「早晨吃得像皇帝，中午吃得像平民，晚上吃得像乞丐」。這是以人體腸胃運行規律以及晝作夜息的生活規律來制定的飲食法。但實際上很多人早上趕時間上班通常不吃早飯，午餐又習慣隨便應付，所以一整天都處於營養攝入不良的狀態。此時晚餐就需要適當加入一些可以增補營養的食物。多吃含有蛋白質、鈣質的食物，如乳製品、豆製品、海帶、黑木耳、雞爪、豬腳、羊腿、牛筋、雞蛋、魚蝦等，可以防止骨質疏鬆，並補充對軟骨和關節有益的營養。胡桃、黑芝麻、牛骨等食材，都有補充骨髓的功能。晚餐中吃以上食物，不僅可以起到強筋健骨的作用，還可以起到推遲脊椎退化以及延緩腎衰老的作用。

5. 晚上十一點，早睡早起，寢具合適睡更好

想要睡個好覺，就需要用合適的枕頭與床墊，關於枕頭的選擇，請見80頁。

小小吹風機，巧治頸椎痛

頸肩痛主要是因為頸肩部肌肉長時間保持收縮狀態，從而導致局部血液循環受阻，代謝產物沉積，局部神經受到刺激而產生的痛感。中醫中稱之為「氣血瘀滯」「不通則痛」。用吹風機就能緩解症狀的原理非常簡單，透過溫熱的刺激，就能使局部的氣血流通順暢，疏通瘀滯。現代醫學研究表明，局部血液循環改善，可以加速局部的新陳代謝，運走那些產生疼痛的物質，從而起到緩解疼痛、迅速止疼的療效。與頸間肌肉按摩的道理是一樣的。

用吹風機進行治療時應該注意：身體坐直，先用左手找到疼痛點，右手打開吹風機，以熱風輕吹痛點，若是左手可以按住揉捏壓痛點，效果會更顯著。

但是要注意，吹風機與皮膚的距離不能太近，以防灼傷。每次的時間控制在15分鐘，同時應該考慮每個人的耐性。這只是一種保健方法，沒有規定的模式。每當感覺疼痛，就可以簡單「吹」一下，如果時間充裕，最好是早、中、晚各一次。

6種頸椎病的按摩舒緩法

想像一下辦公室下班鈴聲響起，幾乎所有人都伸著懶腰、把手伸到脖子後面按揉的景象。因為工作，愈來愈多人有頸椎問題。適當對頸椎部位進行按摩，可以有效緩解頸椎一整天的緊張疲勞狀態。

頸椎病有分好幾種，因此按摩也有不同方法（全身穴位圖請見第2頁）。

（1）頸型頸椎病，按摩的重點要放在「風池」「肩井」「風府」「大椎」這四個穴位，並輔以揉捏棘上肌和背部豎脊肌的揉捏，可以很好的預防脊椎病。按摩時，可以坐著，用握拳滾法鬆解頸部，用一指禪來推按痛點，然後順著兩側的大筋來按摩穴位，由上至下可行數遍，直至感覺到有熱度升起為宜。

此外也可常配合按揉風池、天鼎、天柱，方法為用兩手捧住後腦勺，像要把整個頭往上抬一樣，用大拇指按壓穴位。具體按摩的範圍、力度和時間長短都可以隨個人不同的病症情況加減，以自己舒適為宜。

（2）神經根型頸椎病，可用側滾法放鬆頸椎旁的肌肉。推按風池和大椎，點按肩井、臂臑、曲池、合谷四個穴位。配合訓練肩部三角肌和上臂的肱二頭肌、肱三頭肌。

（3）椎動脈型頸椎病，可用握拳滾法放鬆頸部的重要穴位和肌肉，並可按揉印堂、神庭、前額至左右太陽穴。用大魚際（手掌內側，姆指下方那塊）揉前額以及左右太陽穴，大拇指按揉印堂和百會，並分按前額。若是伴有噁心、嘔吐等症狀，可按揉內關、足三里等穴。出現眩暈和耳鳴時，需要按揉太陽、百會等穴。偏頭痛則可按揉風池、風府、合谷等穴。

（4）交感神經型頸椎病，按摩時可加上人迎、翳風等穴位，並按壓上下眼眶，會產生明顯酸脹感。

中醫提倡的穴位按摩法對抒緩頸椎疲勞非常有效。雖然有些人並不太瞭解中醫上的人體穴位圖，但只要用手按揉酸脹處，一樣可以起到緩解效果。

需要注意的是，如果沒有專業的醫學知識，按摩時儘量不要過於大力。因為頸部是人體大腦和四肢軀幹相連接的唯一通道，此處的組織結構非常複雜，如果按摩手法不正確，或者用力過度，可能反而造成反效果，傷害了脊椎。

當患有以下情況的頸椎病，不可隨意進行按摩治療。

・脊髓型頸椎病。

・有明顯的頸椎節段性不穩定。
・頸椎病伴有發育性頸椎椎管狹窄。
・僵直性脊椎炎。
・頸椎結核、腫瘤。
・頸椎病伴有骨折，嚴重骨質疏鬆症。
・頸椎病伴有急性傳染病、急性化膿性炎症、皮膚病。

如果脊椎病症屬於急性發作或有炎症，也不適合用按摩手法緩解。此時按摩不但會延誤最佳治療時機，還會讓患者的痛感更加明顯，並有可能加重病症。應先就醫，以藥物治療穩住病情，後續再慢慢進行按摩治療。

按摩治療脊椎病，還可配合中醫熱敷，效果會更明顯。將小茴香些許、鹽250克一起炒熱，裝入布袋，放在頸背部熱敷30分鐘。每日熱敷一次，可有效改善頸背部的血液循環，有助緩解肌肉僵硬，對多種脊椎病症都有很好的療效。

橫推大椎穴，有助趕跑小感冒

頸椎末端有一個很重要的穴位，大椎穴。大椎穴是一個萬能穴位，有感冒發燒、頭疼、咳嗽、肩背痛、腰脊僵硬、中暑、嘔吐、黃疸、風疹等種種病症時，按摩或艾灸大椎穴，都可以有很好的緩解作用。

大椎穴位於第7頸椎下面的凹陷處，即低頭時，後頸凸突骨的正下方凹陷處（請見2頁穴位圖）。

大椎穴是身體手足三陽之脈和督脈的匯合處，即人體共有七條經脈經過此處。手足三陽的熱氣由此匯入本穴並與督脈的陽氣合併後上行頭頸，因此此處是全身陽氣彙聚的點。如果有體熱之症，可對大椎穴進行針灸來幫助人體出氣。這是因為大椎有通陽解表、退熱驅邪的作用，為全身退熱要穴。常配以風池、外關、合谷三穴，用瀉法，然後拔火罐，使邪熱從血而出。如果有體寒之症，可對此處艾灸，則能起到補益的效果。

具體是瀉是補，要根據不同的病症決定。

（1）感冒多以流鼻涕和咳嗽為主要症狀，此時可以按摩或艾灸大椎穴，也可以用拔罐方法進行治療。平時可以多揉搓按摩大椎穴，同樣能夠預防感冒。

（2）有風濕勞累或月子病，通常會有明顯的肩膀、腰腿疼痛。此時對大椎穴進行拔罐治療，然後適當艾灸，可以疏通經絡、祛除寒濕、行氣活血。平時可以做艾鹽包來熱敷大椎穴，這可以替代不方便自行拔罐的情況。

（3）揉按大椎穴和肺俞穴，可改善過敏性濕疹、鼻咽和哮喘疾病。

（4）若一年四季都覺得四肢冰涼，也需要多按大椎穴。尤其是在冬季氣溫偏低時，很多人會手腳冰涼、關節疼痛，頸椎和腰椎都會不舒服，且以女性患者居多，這和體內的氣血運行不暢有密切關係。透過按摩大椎、合谷等穴位，可以起到疏通經絡、活血化瘀、禦寒保暖的目的。

（5）大椎穴是頸椎上最關鍵的部位之一，因其可通全身諸陽經脈，經常按摩大椎穴可活絡頸椎部位的氣血運行，對上學、上班及其他久坐族來說都至關重要。如果頭頸部位經常疼痛，尤其是經常落枕的人，可結合大椎、風池、天柱幾個穴位綜合按摩，並適當活動頸部，痛感便能逐漸減輕。

冬季寒冷乾燥，感冒、發燒的人數也開始增多，患者多會出現咽乾、咽燥等症狀。平時洗澡，可用熱水多沖大椎穴，有利驅除體內寒氣，緩解感冒症狀。沖的時候水溫要稍微高一點，但以能忍受、不燙傷皮膚為度。用熱毛巾熱敷大椎穴也有同樣效果。要注意的是，無論是沖熱水澡還是熱敷，都會使毛孔打開，這時要特別注意保暖，否則寒氣反而更容易入侵體內。

第4章

損傷胸椎，就是在損傷五臟六腑

胸椎保護著心、肺、肝、胃等內臟器官，其中飽含的脊髓和神經系統還關聯到諸多常見疾病。如果胸椎出現問題，就會刺激到與臟腑相關的脊神經根、交感神經、副交感神經等，身體會出現一系列的反應症狀。故而，養護胸椎，不容有失。

你對胸椎瞭解多少

脊椎從上往下的第二部分就是胸椎。胸椎的位置在胸腔的正背面，一共由12塊骨節組成，處於脊椎的中間部分，有承受身體重量、緩解衝力、支持並保護脊神經和血管的作用。由於胸椎的位置特殊，它還有保護身體內臟的作用。

胸椎和頸椎的區別非常明顯。對人體來說，胸椎最重要的意義在於它與肋骨相互協作，維持了體內五臟六腑的穩定性。脊椎的中段是由胸椎和肋骨、胸骨共同組成的桶狀結構，比頸椎和腰椎的穩定性更強，因此很少見到有胸椎錯位的情況。

胸椎是由椎體、椎弓和突起組成。此處的椎骨自上而下開始慢慢變大，並且在椎體後面還長有棘突，側面有橫突，左右各有一個關節突。在椎體的側面上下處都有一個半球形的肋凹，以便與肋骨形成肋橫突關節交接相連。此處上下關節突的關節面都呈冠狀，棘突則比較長，依次掩映著伸向後方，從解剖圖上看類似於屋頂疊瓦的形狀。

在12對胸椎關節的保護下，神經、脊髓分別從這裡向後背部位延伸，支配整個背部活動。胸段位的交感神經和脊神經的交叉，共同組成了特殊的內臟神經，主要負責指揮內臟的消化以及新陳代謝。經行此處的神經，分管心臟、胃、肝、膽、胰、小腸和腎的功能。儘管胸椎很少出現錯位，但若受到撞擊等意外，人體的整個內臟功能都可能因為胸椎出現問題而受到波及，甚至會出現生命危險。

常發生於胸椎系統的病症多為胸椎疼痛。在沒有其他重大疾病或撞擊等意外時，一般認為是日常不良生活習慣所造成。

久坐的上班族和學生，日常生活中要特別注意保持胸椎常處於自然的生理性背弓的正直位，儘量避免長時間保持一側肩高、另一側肩低的姿勢，或者有側彎以及扭曲的姿態。這些不正確的姿勢，都會導致胸椎受到不當外力磨損、退化。這類現象還常見於球類運動愛好者身上（足球除外）。

一般的球類運動，都需以右手臂（慣用手）做主要操控動作，因此菱形肌和右上胸椎很容易慢性損傷。反之，慣用左臂的人，則會出現左上胸椎損傷。在運動過程中，要注意選擇可以保持肌力平衡的健身方式。如年輕人可以選擇游泳和慢跑，老年人適合打太極拳。

一旦胸椎出現錯位，最典型的兩個表現便是痛和癢。

胸椎錯位還會引起神經性咽炎，患者會覺得咽喉部位常有堵塞感。雖然會劇烈咳嗽，想要帶出異物，但往往是咳不出又咽不下。而且患者口腔中會出現有不明原因的如辣味、化妝品味等奇怪味道，即便刷牙，也達不到清潔口腔氣味的效果。

胸椎錯位還有可能引起神經性支氣管炎。患者多會表現為神經反射性的咳嗽、打呼，甚至出現呼吸暫停的危險現象。有些患者在呼吸時會感覺到肩胛部位有痛感，以至於只能勉強呼吸半口氣。

如果出現了由胸椎錯位導致的神經反射性心臟病，在醫學上又稱之為「假性心臟病」，患者會感覺到肋間神經疼、乳腺疼痛，並牽引到肝脾臟區位，同時還會出現胃痛、胃脹、胃酸等種種病症。因為此種情況的併發症十分複雜，所以經常會被誤診。

通常所說的胸椎病，是指由於各種因素的刺激而影響了胸椎部神經、脊髓等而產生病態變化，由此導致胸椎出現各種問題，且以背痛、肋間神經痛最為常見，輻射範圍相當廣泛。消化不良、慢性胃炎、糖尿病、大小便障礙以及性功能障礙，這些症狀追根溯源都有可能與胸椎有關。

胸椎問題多是由扭傷或者長期處於緊張勞動狀態而導致異常變化，在身體上會表現出帶狀的痛區。

胸椎的穩定性很好，所以與胸椎本身直接相關的病也不多，因此經常會被忽略，甚至很多患者會被誤診為單純的內臟器官疾病。如果不能及時發現到胸椎的問題，或者採取了不恰當的治療方法，都有可能導致問題加劇，使脊椎出現脊椎椎體及小節增生或者錯位、椎間盤突出、韌帶鈣化等一系列問題，進而危害到內臟器官，甚至危及生命安全。

脊椎與自律神經

《素問．正氣通天論》有云：「骨正筋柔，氣血以流，腠理以密，如是則骨氣以精。謹道如法，長有天命。」脊椎是人體最重要的骨骼組織，其作用不僅是支撐身體的正常運行，更和內臟間有著密不可分的聯繫。脊椎形狀上的細微改變，都可能引起內臟功能失調。

內臟的大部分功能，都是受到和脊髓神經相連的「交感神經」和「副交感神經」控制。大腦對內臟發出的任何指令都要經過交感神經和副交感神經的傳導，才可順利抵達該器官。心、肝、脾、胃、腎能夠正常運行，都是基於這兩條經由脊椎的神經系統是否可以健康運轉。

脊椎出問題時，交感神經和副交感神經就會受到椎關節的壓迫，若正常功能受到了損害，可能表現在各種內臟疾病上。

因此可以說，脊椎的健康與否與人體內臟器官的相關病變有著最直接的關係。整條脊椎的不同部位，連通著身體內的不同臟器。頸椎、胸椎和腰椎處的病變，分別控制著身體上不同的內臟疾病表現，以胸椎來說，可能造成以下問題。

第一胸椎：主要關聯到心臟、氣管、食道、前臂等位置。如果第一胸椎受損，就要注意平時是否會心慌、心悸、氣管炎、氣喘、咳嗽、呼吸困難、左上胸痛、手腕痛、手臂後側痛的現象發生。

第二胸椎：關聯著心臟、氣管、食道、肩臂。若此處有不適，一定會表現出食道炎、胸痛、氣喘、咳嗽、血壓異常、心律失常、肩臂酸麻痛、手麻木等症狀。

第三胸椎：和肺、支氣管、食道、心臟、胸腔相關聯。所以當患上氣喘、咳嗽、支氣管炎、肺炎、食道炎、肋膜炎、心臟病、胸悶、胸痛等症狀，可考慮是此處胸椎出現問題。

第四胸椎：與肺、支氣管、膽囊、胸肋的關係比較密切。若患者的第四胸椎不太好，就會表現出肺炎、氣喘、黃疸、胸膜炎、乳房痛、肋間痛等情況。

第五胸椎：主要關聯肝、膽、脾胃、胸壁等。如發生障礙，易患上肝炎、膽囊炎、脾腫大、低血壓、胃炎、乳房痛、胸壁痛等症。

第六胸椎：和胰、胃、膽、胸背有密切關聯。患者若感覺肝臟部位痛、胃痛、膽石症、上腹脹痛、肋間痛、食慾不振、胸背痛等現象，在治療身體表徵的同時，最好再多花點時間去檢查一下胸椎問題。

第七胸椎：和肝、膽、胰、十二指腸關聯。這裡若出現障礙，患者就會患上肝區疼痛、膽石症、胃潰瘍、II型糖尿病、十二指腸炎、扁桃腺炎等疾病。

第八胸椎：主要控制著人體的免疫力。患者第八胸椎若發生錯位，通常會表現出免疫功能低下、肝膽病、糖尿病、嘔逆、尿頻等症狀。

第九和第十胸椎：和生殖泌尿系統有密切關係。若是出現腎功能障礙、小便白濁、尿不暢、過敏、身體和手腳冰冷、癲癇症，則需要檢查第九胸椎。如果第十胸椎有問題，則會表現為腎功能障礙、性功能障礙、易倦怠和身體上出現乾癬。

第十一和十二這最後兩段胸椎是和性功能最密切的兩處椎關節。若發現有腎功能障礙、尿道病、皮膚病、濕疹等現象，就要留意第十一段胸椎。若出現有下腹疼涼、疲勞症候群、不孕症、風濕症、生殖器官表面痛癢的情況，建議及早檢查第十二段胸椎。

瞭解到胸椎各個部位和身體內臟間的對應關係後，生活中出現任何不適都可以對症檢查治療，適當按揉正確的脊椎位置均可以起到緩解病情的作用。

胸椎與心臟疾病

一旦胸椎出問題，患者多會表現出心慌、胸悶或者出現心律失常的現象。這類患者多為青壯年，男性遠高於女性，且體形多較瘦，患者從事的工作也與此有密切關係。

若感覺到胸悶、心慌，在排除心臟問題的前提下，一定要去檢查頸椎和胸椎的健康狀況，看其是否有錯位、增生或退化。支配人體心臟的交感神經起源於胸椎的第一節到第五節椎節內，並且此神經纖維可上行到頸椎的交感神經處，形成心上、心中、心下神經共同包圍心臟的狀態。當頸椎和胸椎出現關節錯位現象後，就會明顯刺激、壓迫到交感神經纖維，並引起患者心率發生改變，甚至可能出現期前收縮現象。

根據臨床統計資料發現，在胸椎錯位引發心慌、胸悶現象的患者中，多數病人都曾有過外傷史，或者有長期背部慢性傷害的情況。從病症表像來看，患者可能明顯感覺到背部肌肉長期處於緊繃狀態，總感覺好像有什麼東西壓在上面，且頸部和背部都有酸脹疼痛感。這除了與坐姿不良以及工作原因有關，還有患者自身體質原因。

交感神經受到刺激後雖會引起心臟不適，卻不會檢查出心臟上的病變，所以很多患者被懷疑——甚至是自我懷疑——有心理問題，而背負了過大的精神壓力。因此有必要重點重中胸椎錯位後對心臟的影響，以免延誤最佳治療時機。

一般來說，如果上胸椎退化影響到心率，心率通常會變快；如果是中、下胸椎出現問題，則往往會導致心率變慢。值得慶倖的是，無論是錯位、增生還是軟組織受損，通過牽引、理療等復健治療，一般都能得到有效改善。

胸椎出現錯位，與外傷和慢性傷害的關係非常密切，尤以筋膜炎最為常見。預防錯位時，除了要改變不良的坐姿以及選擇合適的枕頭，還要多進行專門針對胸椎的保健運動。

出現「這些症狀」表示胸椎出問題

在瞭解到胸椎的重要性後，很多人其實更關心自己的胸椎到底健不健康。根據胸椎異常而表現出來的病症，可以反證自己的胸椎是否健康。

通常來說，胸椎出現問題，多會表現出以下不適症狀。

（1）肩膀逐漸舉不起來。
（2）肩胛骨兩側易感到痠痛。
（3）偶爾感到心慌、氣短，不能舒適地進行深呼吸。
（4）身體好像愈來愈厚，被人說成是虎背熊腰。
（5）有圓肩、駝背的趨勢。
（6）容易感到疲憊，精神不易集中，體力愈來愈差。
（7）背部活動時常會發出「卡卡」的響聲。
（8）關節活動不靈活，肌肉和關節間有緊繃感。

若有以上情況，一定要考慮進一步檢查胸椎。

此外，透過簡單的保健操以及改變日常生活中的坐姿、睡姿等不良習慣，基本可以改善胸椎受力不均的狀況。但因為引起胸椎病的原因非常多，且胸椎問題可能導致的疾病範圍也非常廣，加上胸椎本身處於上承頸椎、下連腰椎的關鍵位置，更要特別重視日常生活中對於胸椎的保養。

在胸椎病的發病原理中，年齡的增長和患者本身代謝功能出現紊亂或減退等，都是重要的誘發因素。也正是基於這兩點，日常可以有針對性地進行訓練和調養，主動養護胸椎。

在胸椎受力過程中，肩胛是否穩定具有非常重要的作用。如果肩胛力量不平衡，通常會拖累胸椎。介紹一組簡單訓練肩胛骨穩定性的動作，可以有效訓練胸椎。

（1）站在門框或牆壁拐角處，前臂緊貼牆壁，身體保持中立且與牆平行。

（2）呼氣時手臂向上推，注意手和胳膊肘不要離開牆面，身體儘量保持直立不亂扭。盡可能上推，有些人此時會在腋窩下感覺到酸脹。

（3）配」合呼吸的頻率，吸氣時慢慢把手臂向下滑到正常的位置。

3～5次的動作為一組，每次做不要貪多，否則反而會引起肌肉不適。

在呼吸的過程中，脊椎隨之而進行反覆伸直、彎曲的動作，可以加速腦脊髓液的循環，從而可以為大腦和脊髓提供足夠多的營養物質，並有效代謝廢舊的脊髓液，保證胸椎能有足夠的能量來進行自我休息和修復。

在訓練胸椎的方式中，還有一種「呼吸訓練法」備受推崇。

訓練時，可以仰躺或者自然站立，深呼吸的同時儘量將兩肩向身體的中軸線靠近，並將頭部上仰到極限。屏住呼吸，保持該姿態10～15秒，然後再緩慢呼出，身體隨之而慢慢恢復到原位，稍事休息，冥想約2分鐘，再進行下一輪。此動作雖然簡單，但要領在於「慢」，且動作要和呼吸的頻率相配合。

自我檢測胸椎錯位

很多人都知道運動的好處，卻不知道多大的運動量才適合自己。雖然運動可以養生，但運動過量對身體也不好，會讓身體背負更多的壓力，首當其衝的危害便是脊椎受損。

對於胸椎來講，最要避免的同樣是因為運動過量而出現錯位。

雖然胸椎有相當的穩定性，一般情況下並不會錯位，可一旦因為意外而導致錯位，造成的後果不堪設想。運動不當往往是導致胸椎錯位的一大原因。

運動過於劇烈，也會加劇脊椎的退化，並且很容易慢性傷害肌肉和韌帶。

胸椎上的小小錯位不僅會引起胸背部酸痛不適，往往還會伴有胸悶、心慌、心律不齊、咳嗽哮喘或肝膽胃以及十二指腸等部位上的疾病。胸椎是否出現錯位，需要有一套完整的自檢方法來檢驗。

自檢方法一：感覺到背部出現疼痛時，可以雙手握拳上舉過頭頂。仔細觀察，兩個手臂是否處在同一水平線上。如果不在，可能代表胸椎有錯位的現象。

自檢方法二：低頭含胸，請旁人用拇指沿著胸椎由上向下摸，如果發現脊椎有歪向一邊的凸出現象，而且凸出部位和其他部位明顯不在一個垂直線上，按壓之後還有明顯的痛感，可能代表你的身體已經出現胸椎錯位。

若是胸椎錯位，最明顯的症狀是後背疼痛，但疼痛並不會持續很久。這是因為當胸椎出現錯位，椎間孔裡的神經不是一直都處於被壓迫狀態中，而是當身體出現某個特殊的姿勢才會形成壓迫，也只有此時才會產生痛感。

胸椎錯位後，會嚴重影響到青少年的身高，成年患者還容易出現心慌胸悶的現象。這是因為交感神經和副交感神經都會經過胸椎的椎間孔，胸椎錯位就會壓迫到這兩條神經，使患者心慌胸悶。

引發胸椎問題的最常見原因也是不良坐姿，如長期扭曲身體工作學習等。當從事一些具有強迫性姿態的工作，如牙醫必須長期彎腰，更要注意胸椎的日常保健。除了不良坐姿，不正確的睡姿也會導致胸椎疾病。

女性患者要特別注意，產後很容易後背疼痛。這多是因為在懷孕期間，身體為了準備分娩而分泌大量黃體素和鬆弛素，以讓骨盆的韌帶肌肉變得足夠鬆弛，使胎兒得以正常分娩。但鬆弛素的一大副作用是讓女性的脊椎韌帶也處於過度鬆弛的狀態，而減弱了對胸椎的保護作用。在生產後的哺乳期內，若是抱孩子的姿勢不當，很容易引發胸椎錯位而出現後背疼痛。

久坐沙發，胸椎可受不了

人到中年，如果你已經感覺到後背開始變得僵硬，甚至在睡覺時也無法放鬆，此時要考慮是否是胸椎的問題。當胸椎出現變形，原本具有彎度的胸椎開始變得平直，支撐力度不足，因而出現後背僵硬甚至疼痛感覺。

導致胸椎出現問題的所有因素中，久坐是一大成因。很多人平時工作忙，根本沒有時間運動。回到家後，疲累一天的身體只想一屁股窩在沙發裡看電視或者上網玩遊戲。殊不知，久坐沙發，正是導致胸椎出問題的一大原因。

胸椎有問題，多半是變了形。正常人的胸椎需要保持一定的曲度，如果胸椎太直，支撐力會變弱。導致胸椎曲度消失的原因依舊要歸咎於不良生活習慣。以家中最常見的沙發為例，雖然坐著舒服，一旦坐時間長了，就經常會感覺到腰酸背疼。更有甚者，還有人經常把沙發當床來用，頭直接枕在沙發的扶手上，這一壞習慣會導致出現肩、頸、腰、背部的酸痛，這都是胸椎受損的表現。

久坐沙發，最常導致的問題是胸椎小關節錯位。出現此種胸椎病時，患者經常會感到背部酸疼、緊繃，有時則是前胸部位，或者在轉身、轉頭、咳嗽時疼痛現象明顯加重。也有部分患者會出現「假冠心病」，需要特別注意。

久坐沙發對青少年的影響比成年人更大。因為青少年正處於成長發育期，骨骼比較柔軟，可塑性非常大，一旦長期處於不正確的坐姿或睡姿中，很容易會造成胸椎變形。據統計，在長期坐臥沙發的青少年族群，有高達60%的人脊椎出現變形。

沙發看起來好像很柔軟且舒服，這最大的優點卻也正是最大的缺點。過於柔軟的沙發，會使身體的重心支撐點缺乏穩定性，並隨著沙發內的彈簧而晃動。這時，為了求得平衡和穩定，身體會不自覺地去調整重心。如果坐臥時間過久，就會因為頻繁變動體位而使胸椎和腰椎的椎關節慢慢錯位，並且表現出非常明顯的腰部疲倦無力。

如果你本來就有腰腿痠痛的問題，久坐沙發會導致問題更加嚴重。這是因為當人體坐臥在沙發上，身體因為重力而使得腰部過於前屈，且很難使脊椎保持正常的弧度。腰部長期前屈，還會使背部肌肉、筋膜等都因為受到持久牽引而變得緊繃，並有可能導致關節錯位的情況加劇。脊神經受到過度刺激，還會加重身體的疼痛反應。

胸椎出問題，引起的後果可能會擴及到五臟六腑，因此在平時養成好的坐臥習慣十分重要。平時工作累了，要儘量在床上平躺著休息。工作時一定要避免久坐過於柔軟的座位。在工作空檔可以起身活動一下，讓僵直的胸椎從固定姿勢中解放。

家居生活中，要挑選品質好的沙發，因便宜而選擇不符人體工學的沙發，可能會對身體造成更大的損害。一般來說，如果身高偏高且身形較胖，最好選擇座位寬敞且進深比較大的鬆軟型沙發；相反，若是身材矮小，體形又偏瘦，就可以選擇進深較淺的沙發，防止坐在沙發上時雙腳踩不到地面，這會讓脊椎增加過多壓力。年輕人可以選擇稍微軟一點的沙發來放鬆身體，有利緩解一整天的工作疲勞。如果上了年紀，身體的肌肉和骨骼都會老化，這時就要選擇較硬一點的沙發。

選好沙發後，還要重新學會如何坐沙發。平時坐沙發時要避免長時間保持同一種坐姿，覺得累時可以在背後增加個大小適中的靠墊，儘量避免讓腰背屈曲或者半坐臥在沙發上。躺在沙發上睡覺，比不正當的坐姿對脊椎造成的危害還要大。

其實，久坐本身——不論坐在什麼上——對脊椎的傷害都相當大。從身體的整體來觀察，久坐後，身體往往會出現前傾萎縮的現象，而且背部會更僵硬，身高還會假性縮短。很多人在久坐之後，後側的身體會被過度拉長，進而肌肉無力，整個身體因此變得更加虛弱。由於前後身體肌肉不平衡，使骨架架構發生改變，再加上雙腿長期鬆懈，因此更容易出現關節變形。

久坐除了會引發胸椎問題，還會因長期頭部前傾而導致頸椎變形。長時間保持含胸的姿勢，可能使胸腔內的血液供應不足，並進一步導致心肺功能降低，加重老年人心臟病以及肺部系統疾病，如出現肺氣腫感染等，還會使年輕人腰部出現過多贅肉。女性久坐容易產生骨盆前傾的身體異常狀態，這對生育會造成一定的風險。

要記住，不要貪戀沙發或其他座椅的舒服度，經常站起來活動活動，就能擁有一個更健康的身體。

一起做保養胸椎的簡易運動

想要訓練胸椎，要重點練核心肌群，使肌肉有足夠的穩定性來保證脊椎不會輕易出現歪曲、錯位。以下介紹一些簡單的伸展、訓練方法。

1.橋式：仰躺在地，屈膝，腳掌踩在地板上，雙手抱住頸部，頸部肌肉儘量放鬆，抬高臀部。可連續做20～30次，能有效伸展脊椎。

2.打肩拍背：兩腳分開站立與肩同寬。上半身與頭向左轉，用左手拍打肩膀，同時用右手掌輕拍胸腹部。接著換右轉。左右交替，各做20次。此動作可充分伸展頸椎和胸椎，對久坐形成的慢性損傷有很好的療效。

3.開臂動作：兩腳與肩同寬，挺胸收下巴，雙手握拳，拳心向上，雙臂往左右兩側伸直平舉，後背夾緊，保持該狀態15秒後放鬆，再進行下一次。共做5次。

4.拉單杠：這也是改善胸椎錯位的好方法。做懸吊動作的時候，可以拉緊背部脊椎的韌帶，並強行復位椎關節上一些微小的錯位。進行單杠懸吊的時候，雙腳要分別用力下蹬，可加大拉伸的力道。需要注意的是，此方法並不適合老人和骨質疏鬆症患者。

老年人可以站著，雙手十指交叉握住，反掌向上舉過頭頂再用力上推，同時吸氣踮起腳跟，吐氣放鬆；或者雙手背後十指交叉握住，向下用力推，同時吸氣踮起腳跟，吐氣放鬆。這一套簡單的動作可以起到與單杠練習相同的功效。

同樣是運動，做好了是保健，做不好反而會傷害身體，所以運動要謹慎，切莫只追求運動強度，忽略了運動的科學性，以免造成反效果。

背、仰、舉三步防治胸椎疾病

在整個脊椎體系中，胸椎是最獨特的一段結構。頸椎和腰椎都有一個向前的彎曲弧度，但胸椎的曲度卻是向後的，而這個後曲度正起到了連接上下兩個前曲度的特殊作用。胸椎還與前側的肋骨相連接，構成了非常牢固的立體胸腔，為心臟、兩肺、氣管、食道、胃部、腎臟、胰臟和脾臟等內臟器官提供了良好的保護作用。

相比起腰椎和頸椎，胸椎的活動範圍最小。因為胸椎每一個微小的活動，都會受到肋骨以及胸骨的嚴格限制。正是因為其活動範圍相當有限，所以在遭受到意外創傷時，胸椎受到傷害的可能性也會大幅度降低。但由於體內五臟的神經系統都和胸椎有著密切聯繫，所以一旦胸椎出現些許不適，身體就會出現極大反應。

在胸椎病引起的併發症中，尤需注意糖尿病。

人體最主要的臟器都集中在胸腹，胸椎神經連接著胸椎和內臟所有功能，下胸椎的神經管控著胰臟的功能。如果下胸椎歪曲、錯位，會壓迫胰臟神經系統。胰島素分泌出現問題，體內的血糖值就會失衡。若出現高血糖，且脊椎檢查發現下胸椎出現後突，基本可以斷定糖尿病症狀和胸椎有關。治療時，一方面要借助藥物控制血糖，同時還要進行胸椎矯正手術。

對一般患者來說，長期服藥可能有副作用，採用飲食和運動的方式來控制血糖又會受到諸多方面的限制，因此經常會發生因一時貪食而導致血糖升高的現象。血糖多次出現反覆，這對患者來說不是件好事。

根據國際脊椎矯正師協會的統計，對糖尿病患者進行脊椎矯正，患者的身體症狀可得到明顯改善的機率高達67．5％，有22％的患者得到一定程度的改善，只有9.7％的患者不見成效。

更科學地說，糖尿病只是胸椎病引發的慢性病之一，正如胸椎問題可以引發胸悶、氣短、低血壓、胃部不適以及身體乏力等症狀一樣，藉由矯正胸椎，可以有效改善多種疾病症狀。所有的慢性疾病治療重點都在預防，不幸患病後，則要把重點放在保持上。平時做好胸椎保健，只要能持續下去，輕則能夠保持血糖值不再上升，情況樂觀的，血糖值還會下降，並可以消除體內多種頑疾的困擾。

在正常情況下，胸椎的生理曲度是向後的，導致胸椎出問題的主要原因也是後凸，所以在預防保健時要著重防治胸椎過度後凸。保持胸椎健康，可以做這個動作（見下頁圖）。

第一步，身體站直，兩腳與肩同寬，稍微調整呼吸，全身心放鬆。

第二步，兩手於後背交叉握住，身體慢慢後仰，同時手臂慢慢向後上方抬舉，直到極限。

第三步，保持此動作5秒，慢慢放下來，深呼吸，再進行下一輪。

在這三步動作中，一定要注意後仰的幅度，不要因盲目求大而對脊椎造成傷害。同時用力不能過猛，動作要輕柔，避免在做動作的過程中出現顫抖、頭暈或者站立不穩的現象。所有的脊椎運動，都是輕鬆狀態下完成的，太用力，肌肉會過度緊繃，大大降低保健效果。

這個簡單的訓練法可以概括為三個字：背、仰、舉，即背手、後仰和舉臂三個基本動作。

背仰舉訓練法

身體慢慢後仰
雙手於背後交叉握住，慢慢往上抬
雙腳與肩同寬

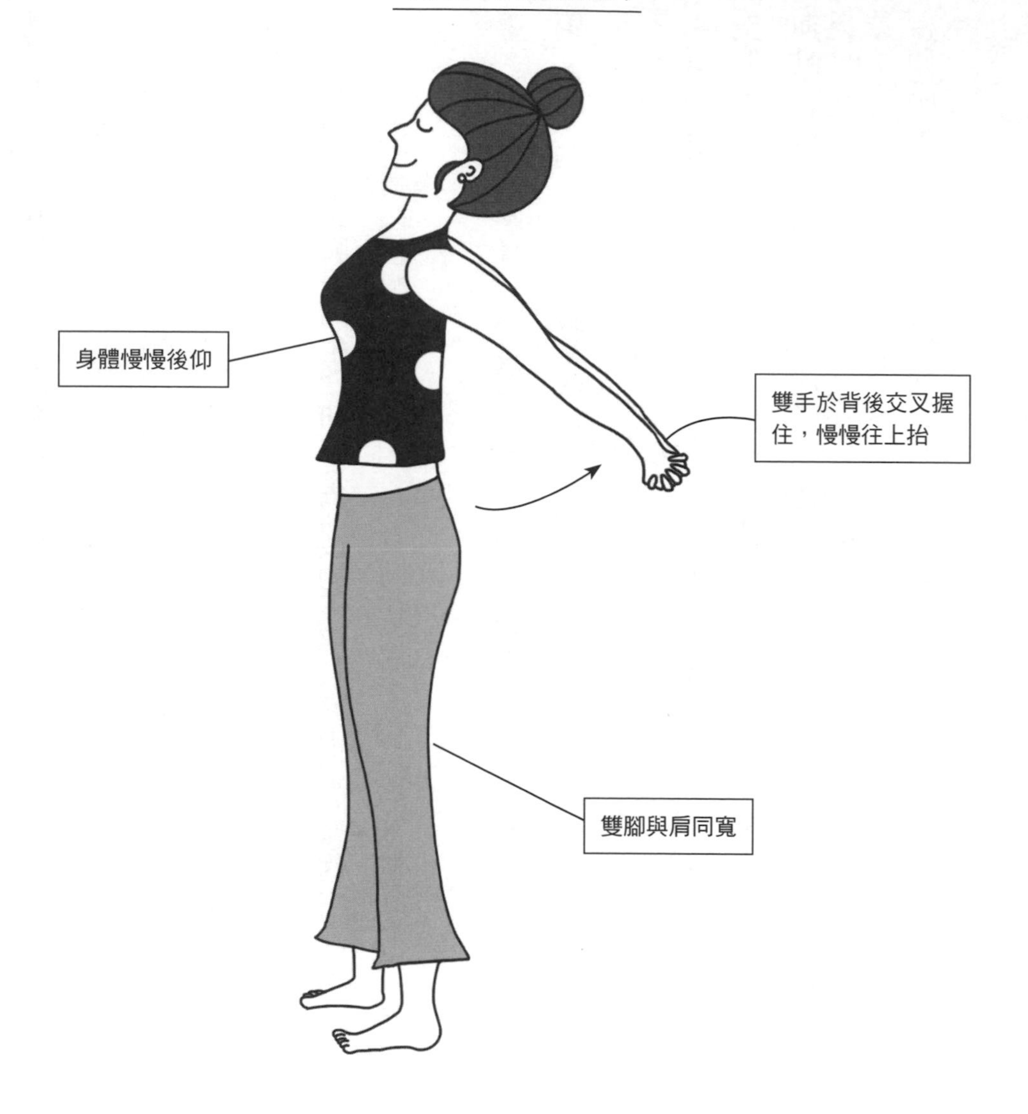

重點

・注意後仰幅度，不用勉強。
・不要用力過猛，動作輕柔。

第5章

腰椎有恙，身體不能承重之痛

近年，隨著生活方式的多樣化改變，腰椎病患者大幅遞增，腰椎病已經嚴重影響了人們正常的工作和生活。對於人體來說，一旦腰椎出現退行性病變，整個後半生都會飽受腰腿疼痛之苦。更為可怕的是，腰椎的衰老其實從20歲時就開始了，如果不注意保健，年老以後恐怕將會寸步難行。

腰椎，承受最多力的部位

自從人類從爬行動物進化為直立行走後，整個脊椎——包括頸椎、胸椎和腰椎——都因為重力的作用而受到比之前更大的壓力，由此才引起一系列病變。再加上長期的勞動、彎腰、久坐等，造成脊椎的慢性損傷，或者出現椎管狹窄、椎間盤突出的病症，造成頭暈頭痛、後背痠痛等。

腰椎是脊椎中受力最大的一處，不論站立坐臥，腰椎都會承受身體的部分重量和壓力。大多數人工作性質都是久坐辦公室，這也在不知不覺間對腰椎形成傷害。

在身體不負重的前提下，平躺的時候，腰椎大約要承受體重25%的壓力。如果是側臥，則上升到75%。身體負重時，腰椎受到的壓力更是成倍增長。在很多腰椎保健方法中，首要是避免久坐，且不要長期坐在軟沙發上，因為身體重心下沉會讓肌肉更緊繃，所以更容易引發腰椎的疾病。

為了腰椎健康，也要避免睡軟床。身體在床墊上下陷進去後，會對腰部脊椎產生一個反作用力，雖然看似分散了身體表面的負重，但其實會大幅增加對腰椎壓力。

睡覺時如果採取了側臥位，會使肩部、胸部和骨盆部位全與床面進行接合，腹腔內的器官會因為重力而垂向一邊，造成脊椎的下胸段和上腰段向下彎曲，並使脊椎上面受壓、下面受拉，時間一久也會形成脊椎病。

腰椎日常承受的壓力非常大，一旦罹患腰椎病，最好的修養方法便是仰臥休息。很多人不知道的是，人體在仰臥時身高要比站立時高出2～3公分。因為站立時，身體內所有椎間盤都會因為體重而受壓，脊椎的曲度也會增大。躺下時，椎間盤自身的彈性就會充分發揮作用，從而使得脊椎曲度減小，身體的高度也會彈性變高。這也正是臥位更適合休養腰椎傷害的原因。

想要避免腰椎病，日常的訓練必不可少。

下一頁介紹一個訓練核心腰力的運動——棒式。

訓練腰腹肌力

棒式

第一步：俯臥於瑜珈墊上，前臂貼地，腳尖點地。
第二步：用手肘撐起身體堅持 30 秒，再休息 15 秒為一組。
第三步：重複做三組，組數可依自身能力增減。

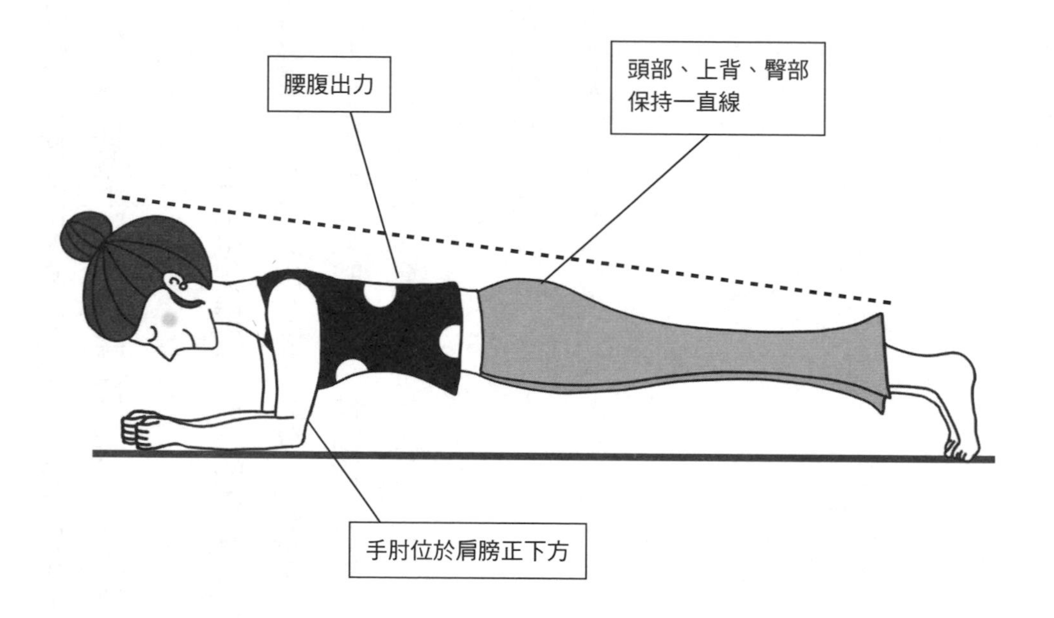

棒式又稱平板，做這個動作時應保持自然呼吸，屁股用力，腹部收緊。長期堅持下去，可以訓練腰腹肌力，改善身體平衡、駝背等問題。

做完動作，再簡單做一組屈曲膝關節的動作，以放鬆肌肉。

平時要儘量坐硬椅子，臀部緊靠椅背，若椅背為圓弧形可以靠上肩胛骨更佳。坐姿的背要直，腿要自然放鬆，使脊椎能夠保持正常的彎曲曲度。

日常訓練也可以採取倒著走路的方式。倒走時，人體運動方向和正走相反，因此可以訓練到很多平時練不到的部位和關節，也能有效修復關節損傷。倒走可以增加大腿後肌群的力量，對改善腰酸腿疼非常有效。尤其適合椎間盤突出患者。

但有兩點要注意。

一，倒著走，最好選擇平坦的地方，避免因為視線不及而跌倒。尤其是中老年人，要特別注意這一點。

二，是倒走的速度不宜過快，時間也不宜過長，每天堅持練十分鐘左右就可以有很好的效果。如果運動量過大，反而會增加腰椎的壓力，造成病情加重。

腰椎病，日常飲食中要注意多補鈣。脊椎出現問題的患者普遍缺鈣。每天晚上睡前喝一杯牛奶，可以有效補充身體所需鈣質。但因為椎間盤突出是種退行性病變，不太可能完全治癒由此引發的腰腿痛。唯有平時注意自我保健，方可緩解症狀，預防疼痛再度發作。

腰椎常見疾病：椎間盤突出

腰椎是人體最粗壯的一組椎體，橫斷面和腎臟的形狀相似，錐孔為三角形，上下關節突都比較粗大。在上關節突的後緣部有一個卵圓形的隆起部位，稱為乳突。腰椎的棘突寬而短，類似於板狀，伸向後方。各個棘突間的縫隙都比較寬，這也為腰椎穿刺術留下了足夠的空間。

腰椎出問題，首先會引發疼痛或麻木感，例如坐骨神經痛、大小腿麻痛、肌肉癱瘓，出現如足下垂、拇趾背側無力等狀況。有些患者還會表現出馬尾症候群，臨床上會有會陰區麻木、排便功能障礙、性功能障礙等病症表現，尤其是在咳嗽或噴嚏時，疼痛會加劇。

在所有腰椎系統的疾病中，最常見的是椎間盤突出。

整個腰椎的椎間盤由三部分組成，分別是軟骨板、纖維環和髓核。在整個脊椎上，所有的椎間盤其實是一個相對密閉的空間，上下有軟骨板，為透明的軟骨。軟骨板和纖維環共同將髓核封閉起來。而纖維環則由膠原纖維束組成的纖維軟骨構成，分布在髓核四周。因為纖維束是相互斜行交叉重疊的，所以纖維環本身是一個非常堅實的組織，並且負責承受脊椎受到彎曲和扭轉而帶來的壓力。

大部分纖維環分布在前側和兩側，後面較薄，所以在纖維環的前部就會形成強勁有力的韌帶組織，後側的韌帶也相對較窄且薄。正因如此，髓核才更容易從後方突出來，壓迫到神經根和脊髓造成壓迫，從而導致椎間盤突出，並在身體上表現多種反應症狀。

當腰椎的椎體受到縱向負載，即身體負重時，為了撐起重量並保持身體平衡，髓核會應用纖維環的良好彈性向外周膨脹，起到緩衝壓力並減震的作用。人體的這一自我反應，可以使人體在行走、彈跳以及跑步時防止因震盪對顱腦造成損傷。這個過程其實是人體的自我保護，使脊椎始終保持最大的活動度，確保腰部可自由活動。

但如果纖維環遭到破壞，其間包裹的髓核就會穿過破損的纖維環向外突出，這也就是我們常說的椎間盤突出，壓迫到脊髓和神經根，身體上就會出現相應的病變。

根據椎間盤突出症中髓核突出的位置、程度、方向、退變程度與神經根的關係等不同，可以將椎間盤突出症分為多種不同情況。

在醫學上，椎間盤突出是因為椎間盤老化，本身彈性降低，因某種特殊原因造成纖維環破裂，髓核被迫擠壓出來。由於周邊的神經根血管受到壓迫，身體因此表現出痛或者麻的現象。發病時，患者常會感覺到腰部有撕裂般的劇痛，屈膝或者臥床後疼痛感有所減輕，增加活動量或者咳嗽、打噴嚏後疼痛則會加劇，而且會沿著坐骨神經的路線對腿部形成放射性疼痛。

椎椎間盤突出是慢性損傷造成，年輕時候就會種下病根。研究顯示，人體的腰椎間盤通常從20歲就已經開始出現退化，椎間盤內的水分會大量丟失，纖維環和韌帶的彈性逐年降低，由此導致椎間盤缺乏足夠的血液和營養，自我修復能力自然也會變差。尤其是隨著年齡的增長，患者要背負起更多來自家庭和社會的責任，長期負重大、活動多，一旦遇到外傷或者意外，就會讓積累的慢性傷害一次爆發。

腰肌長期疲勞，肌肉和韌帶就會逐漸萎縮，緊張性增強，使椎間盤的內壓增大，由此會造成纖維環破裂以及髓核突出，這也是引發椎間盤突出的最大原因。

中醫認為，肝腎不好會引發氣滯血瘀，容易形成筋傷骨錯。若偶有風寒濕邪乘虛侵襲人體，瘴阻經絡後就會發病，通常會表現為椎間盤突出。

椎間盤突出引起的麻痛現象非常明顯，而且病程持續時間長。據統計，罹患椎間盤突出後，有高達85%的患者會出現坐骨神經痛。因此一旦發病，需要儘快就醫治療。

在現今醫療技術下，椎間盤突出可以採取手術治療、物理治療、藥物治療等多種治療方式。採用藥物治療時，一些具有疏經通絡、活血化瘀、消腫止痛功效的中草藥可作為首選。同時再配以推拿、按摩、牽引、熱敷、理療等輔助性的物理治療，可以有效改善椎間盤突出。手術治療通常適用於經過保守治療卻無效的患者，或者其病症反覆發作已經嚴重影響到正常生活的患者。在非必要條件下，醫生一般不會建議患者採取手術治療。

椎間盤突出的成因和自我檢查

椎間盤突出其實是西醫對此種病症的定義，在中醫學典籍中並沒有此名。根據臨床表現，椎間盤突出會出現腰腿疼麻的感覺，所以中醫便根據臨床表現將椎間盤突出歸類為腰腿疼痛的範疇。

椎間盤突出源於腰部的「出軌」，腰背肌因慢性損傷而有筋膜炎等症狀，也有可能會進一步發展成椎間盤突出。據調查顯示，幾乎所有椎間盤突出患者都有筋膜炎，這也說明患者的病症有從肌肉層向骨質層發展的傾向。

椎間盤突出常表現出三方面的症狀。

第一，有椎間盤突出或增生、滑脫，但不一定產生明顯症狀。

第二，有明顯疾病症狀，但不一定有椎椎間盤突出、滑脫。

第三，肌肉病變與骨病變有一定的先後關係（外傷除外），一般為先有肌肉病變，後有骨病變。

由此可以斷定，腰椎病的實質是症在骨、病在肌。先解決肌肉的問題，才能更輕鬆地治療骨上的問題。單純治骨，只是治標不治本，這也是椎間盤突出反覆發作的緣由。

需要提醒一點，腰背肌筋膜炎好發於中年族群，多因肌肉過度運用，或因劇烈活動後出汗受涼而引起，或因受寒、上呼吸道感染而出現症狀。患者會感覺到脊背處有明顯疼痛，疼痛常因寒冷和較長時間不活動而加重。此種腰背痛病程長短不一，短者幾天，長者可至數年，且會反覆發作。此症狀需要和椎間盤突出引起的腰腿疼痛區別對待。

患有椎間盤突出的患者經常腰痛，且有坐骨神經痛的症狀，疼痛感非常劇烈，還會沿著坐骨神經的方向放射到臀部、大腿後部和小腿外側，甚至連足部也會產生痛感。如果指壓腰椎部位，會有壓痛感。患者在做直腿抬高動作時，會發現腿部變得十分僵硬，甚至連腰椎的正常活動也會受到限制。如果病情特別嚴重，肌肉會明顯萎縮。

當出現腰腿疼，可以做以下幾個簡單的自檢動作，判斷是否有椎間盤突出。

（1）做直腿抬高試驗。仰躺，請他人幫忙抬高下肢。如果抬起的角度小於70度並出現明顯痛感，有可能是因為椎間盤問題而限制了抬腿高度。

（2）仰躺，用力壓腳背，若是痛感加劇，即為椎間盤突出的典型症狀。

（3）趴著，把髖和膝關節完全伸直，抬起下肢，拉伸髖關節，如一側大腿前方出現疼痛，便可斷定為椎間盤突出。

當以上三點情況全部出現，並且伴有非常明顯的腰腿部疼痛，可完全斷定腰椎部位有突出症狀。

椎間盤突出好發於30～50歲。據資料顯示，該病症的發病年齡一直在向低齡化蔓延，甚至還曾出現過9歲患者的病例。體形較為肥胖者也要多加注意。

除了早已經熟知的幾大因素，椎間盤突出還和以下幾個因素密切相關。

1. 吸煙

椎間盤所需的營養供應必須依靠周圍的血管，但通往此處的血管一般都狹小，一旦大量攝入尼古丁，就會造成血管收縮，從而減少腰椎組織的血液供應，使椎間盤退化。

2. 疾病

某些特殊疾病會引起動脈硬化，如糖尿病，同樣也會影響到椎間盤的血液營養供應，使椎間盤退化。

3. 妊娠

懷孕是導致椎間盤突出的常見原因之一。懷孕時腰部負荷大增，是罹患腰椎病的主因，因此該病也好發於多次妊娠的女性身上。

4. 外傷

外傷是引起纖維環破裂的主因。若椎間盤突然受到擠壓或扭曲，造成髓核壓力增高，可使髓核從纖維環的裂隙突出到椎管內，從而出現急性椎間盤突出。

患有椎間盤突出，即便是經過治療有了明顯的恢復，也要特別注意是否還有腰椎小關節紊亂的情況。一旦小關節出現紊亂，在沒有任何外傷史的情況下也會突然發病。患者經常會在彎腰時發病，會感知到腰部突然出現劇痛而不敢活動。如果腰部有外傷史，如練舞時曾造成腰傷，會更容易患上腰部小關節脫位的病症。若該情況出現間歇性反覆發作，最終將會導致腰椎脫位。

當出現了不明原因的腰痛症狀，一定要及時就診，明確診斷，儘早排除其他因素的可能性，以免延誤病情。有些患者在尚未得到正確診斷前就盲目治療，導致最終喪失最佳治療時機，也給自己留下終生遺憾。

腰椎常見疾病：腰臀肌筋膜炎

脊椎病都是因長期不良姿勢造成的慢性損傷，所以重在平時保養。如果有筋膜炎，則很適合夏病冬治。

腰臀肌筋膜炎，又稱為功能性腰疼、慢性下腰損傷、腰肌勞損，是腰部肌肉及其附著點筋膜或骨膜出現慢性損傷性炎症。如果平時經常久坐、久站，又有明顯的腰髖部脹痛、酸痛，且病情反覆發作、難以治癒，多半就是筋膜炎，病情會依氣候和勞累程度發生變化。

有些患者的腰痛症狀像天氣預報一樣準，天氣一變涼腰痛或腰痛就加重。寒冷確實是誘發腰痛的一個重要原因。當腰背部受涼，血管會收縮呈現缺血狀態。患者多是長時間待在寒冷地區，或在寒冷地面、風口處睡覺。如果平時不注意保養，會更容易中招。

白天過於疲累，腰部疼痛的症狀就會明顯加重，晚上如果能夠充分休息，第二天的症狀會減輕不少。如果症狀日積月累而得不到良好的治療，腰部纖維會逐漸變性，甚至出現撕裂現象，進而轉成長期慢性腰背痛。這是腰椎病發生的基本條件。

腰痛其實只是一種疾病表現症狀，並非獨立的疾病。引起腰痛的疾病可以概括為四大類。

（1）由脊椎骨關節及其周圍軟組織的疾患所引起，常見原因有挫傷、扭傷所引起的局部範圍內損傷或者有出血、水腫和肌肉痙攣的現象，而引起腰部明顯疼痛。

（2）由脊髓和脊椎神經系統疾患所引起的腰痛，多是因脊髓腫瘤、脊髓炎等疾病。

（3）內臟器官有問題，或者體內有腫瘤，都有可能引發腰痛。

（4）腰痛和精神因素也有密切關係。有一些精神疾病患者的主訴疾病就是腰痛。

在這四類範圍中，以脊椎病引起的腰痛最為普遍，治療的過程也最長。因為腰椎本身是一個需要不斷活動的組織，人體對其損耗的速度通常大於其自我恢復的速度，且日常生活經常不良使用腰椎。一旦腰部長時間處於僵直狀態，就一定會導致腰部疼痛，甚至還會併發為腰背僵疼，連仰臥和轉身都困難。如果缺乏足夠的腰部運動，還會影響到下肢的血液循環而出現兩腿麻木現象，久之便可導致肌肉萎縮。此時即便再進行最為簡單的活動，也都有可能誘發腰肌和腰椎上的損傷，引發的後果不堪設想。

很多習以為常的小習慣，都有可能牽涉到腰椎相關疾病。男女不同的生活習慣，也會各自從不同途徑導致出現相同病症。

很多男性都有抽煙的習慣。抽煙在引起支氣管和肺病的同時，還會因咳嗽而增加椎間盤和椎管的壓力，使椎間盤突出更容易發生。煙草中含有大量尼古丁，也會降低椎體內的血容量，從而影響到椎間盤營養供應，為椎間盤的健康埋下隱患。

女性為了美而穿高跟鞋，也是誘發腰椎病的一大要素。鞋跟超過4公分，會造成骨盆前傾，使腰部承受更重的負擔。長期穿高跟鞋，會因腰背肌過度收縮而出現腰痛。鞋跟高度每增加1公分，腰椎的後伸及腰背肌的收縮度就會成倍增加，腰痛的機率也就愈大。為了腰椎健康，理應選購3公分以下高度的鞋。

老年人若開始出現骨質疏鬆症，年輕時不良生活習慣所帶來的負面影響就會全面爆發。正因如此，很多緩解腰痛的運動都不適合老年人。如果老年人患有慢性腰痛，大多是因為腰部肌肉缺乏力量，韌帶快速退化，使腰椎穩定性變得很差。此時可以利用倒走來加強訓練腰背肌。以促進腰部血液循環為目標，保證腰部維持正常新陳代謝，最終起到增強腰椎穩定性和靈活性的效果。

想要避免腰椎症狀纏身，首先要好好保護腰肌。

腰肌最怕冷，即便是夏天也要注意腰部保暖。其次還要改掉不良姿勢，避免腰肌過度緊張、勞累。平時可以多進行一些核心肌力訓練，增強腰肌的耐力和自我恢復能力。

中醫認為，筋膜炎也與寒證有關。不通則痛，因虛致痛，對腰部進行艾灸可起到溫養血脈、舒筋通絡的作用。設法溫通腰部瘀滯的血脈和經絡，有助慢慢緩解慢性損傷所帶來的多種病症。

艾灸時，以灸感可以擴散到整個痛處為宜，最好可以灸到全身的穴位和經絡。身體稍稍出汗後，就會明顯感覺到全身開始變通泰，腰部會因此而產生溫暖舒適的感覺。這就證明艾灸理療已經起到了作用。

如果經常覺得腰痛，一定要及早就醫，避免久拖而加重病情。如果腰痛久治不癒，不但很痛苦，更有可能造成終生疾病，最終追悔莫及。

緩解腰部筋膜炎的伸展訓練

腰臀肌筋膜炎是蠻常見的病，醫生一般都會建議患者進行適當的自我保健。恰當的自我保健方法不僅可以預防疾病，對已經發生的慢性損傷也有很好的恢復作用。

（1）按揉腎俞、腰俞、委中，每個穴位可按揉2分鐘左右。

（2）兩手採取半握拳姿態，在腰部兩側凹陷處輕輕叩擊，注意力量要保持均勻，避免用力過大、過

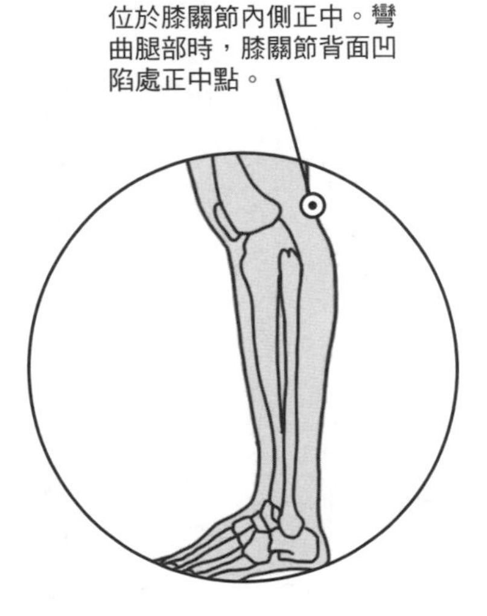

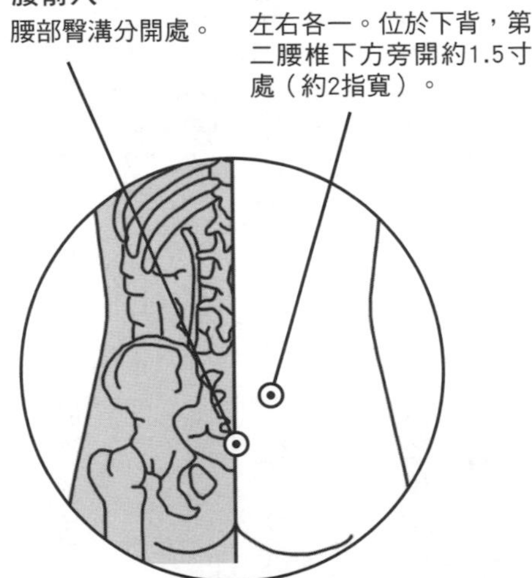

猛，每次叩擊約2分鐘。

（3）站著雙腳與肩同寬，兩手背放在背部，沿腰兩側肌肉上下按摩100次，以腰部感覺到熱感為宜。按摩方向一般為從上往下，也可以採取順逆時針交替的按摩方式。

（4）兩手叉在腰部，兩腿分開與肩同寬，腰部儘量放鬆，保持勻速慢呼吸，腰部在雙手帶動下做順逆時針交替旋轉搖動，轉80～100圈。需要注意的是，剛開始轉動的時候，速度要慢，幅度要小，隨後可以逐漸增大幅度。

（5）彈撥或者輕揉痛點，以自我感覺舒適為宜。

所有的腰椎病，都是在長期慢性傷害的前提下慢慢發展而成的。如椎椎間盤突出症便是一種典型的在退行性病變基礎上累積所致的疾病。在累積期間，很多人並沒有意識到腰椎問題的嚴重性，再加之長期保持某些不當姿勢導致又加重了椎間盤退變。

防治腰椎病最關鍵的一點還是在於減少累積傷害。平時要有良好的坐姿，睡眠的床墊不要過軟，長期伏案工作者需注意調整自己的桌椅高度，並且定期改變姿勢，避免久坐，定時做伸腰、挺胸的活動，如果使用腰帶，建議使用較寬的腰帶。

在平時的訓練中，要注意加強針對腰背部肌肉的訓練，這可以幫助患者增加脊椎內在的穩定性，防止肌肉萎縮帶來更多不良後果。如果需要撿拾東西，儘量採取蹲位，而非彎腰，這可以在很大程度上減輕腰椎的壓力。其實，愛護腰椎就需在日常生活中養成良好的生活習慣。只要稍加防範，就可以避免對已經受損的腰椎造成二次傷害，也能擁有一個健康的生活狀態。

腰椎常見疾病：龜背炎（腰椎結核）

龜背炎，俗稱腰椎結核，是一種發病率非常高且在全身骨關節結核病中排第一位的病症。腰椎為支撐身體重量的關鍵部分，日常生活中也是常受到慢性傷害，且此處最容易出現骨質疏鬆症狀，因而為龜背炎的發作提供了合適的溫床。龜背炎常發作於腰椎不好的成年人，發病時，腰椎部位絕大多數的椎體會出現結核。

腰痛是龜背炎最常見的症狀。患者往往可以感覺到腰部出現鈍疼或痠疼，如果用指壓或者叩擊會產生明顯痛感。如果是在上腰椎出現結核，痛感多產生於大腿部位；如果是下腰椎產生結核，患者會併發坐骨神經痛。當結核發生膿腫現象，椎間盤內有肉芽組織壞死，或死骨已向後突出到椎管內，都會壓迫到脊髓和神經根，進而導致腰腿部放射狀疼痛。

一旦患上龜背炎，患者的正常行動能力會受到很大限制。因為脊椎的生理彎曲逐漸消失，椎旁肌肉為了自我保護而痙攣，使腰部一直處於高度戒備狀態，只能透過限制腰椎部位的活動能力來減輕疼痛感。若發現自己腰部活動受限，有可能是身體已經出現了早期腰椎結核。

當腰椎結核的病變發展到一定程度，會出現腰椎椎體破壞、塌陷、變形的情況，造成腰椎後突畸形非常明顯。腰椎結核與身體其他部位發生的結核病症一樣，也都是屬於肺結核細菌引起的疾病。結核菌會通過血液逐漸流傳並堆積在骨骼組織中，雖然大多數細菌在這個過程中會被身體免疫細胞消滅，只有極少數的結核菌可以逃避抗結核藥物，並隱藏在體內，但這等於是給健康埋下了一顆定時炸彈。若身體的免疫力大幅下降，殘留的結核菌就會發生定植、感染現象，會破壞骨質，並形成骨結核。若骨結核發生在腰椎部位，便會形成腰椎結核。

在所有骨結核病症中，腰椎結核病發病率高是有原因的。結核菌喜歡寄存生長在血液豐富的地方，而脊椎椎體主要由鬆質骨構成，它的滋養動脈為終末動脈，靜脈回流血液在這裡的流速也非常緩慢，因而創造結核菌停留的有利條件。腰椎的活動範圍在整個脊椎中是最大的，同時也是最容易受損的地方。

腰椎結核若沒有及時治療，病變部位會隨著椎體蔓延至相鄰部位，因此本病最大的特點是對椎間盤形成破壞性。患病後，患者一般會表現出以下四種明顯症狀：

1. 疼痛

患病初期，疼痛症狀並不明顯。及至病變發展到對神經根形成刺激後，腰椎結核通常會壓迫到腰叢神經，此時才會引起腰腿疼痛。如果病情已經從單純骨結核擴張展到全關節結核，疼痛現象會明顯加重。患者改變體位，或者在夜間休息時身體會因為失去肌肉痙攣的保護作用，導致疼痛感明顯加劇。

2. 腫脹

患上腰椎結核後，結核部位多會發生腫脹現象，儘管皮膚上不會出現異常顏色，但局部會出現微熱感。隨著關節腫脹情況變得更嚴重，肢體肌肉會開始萎縮，導致關節變形。

3. 功能障礙

一般情況下，患者表現出功能障礙的時間要比疼痛出現的時間還要早。這是因為當身體感知到痛感，會提前改變關節位置，以減輕患部的痛感，如會表現出肩關節下垂、肘關節半屈曲位、髖關節屈曲位、踝關節足下垂位元等情況。腰椎結核最常見的自我保護性措施便是肌肉痙攣，這會使患者難以完成正常下蹲、撿拾物品的動作。

4. 畸形

病情發展到一定程度後，骨關節和脊椎骨的骨質都會遭到破壞。如果病情還得不到進一步的控制，腰椎處的活動就會受到進一步限制，並表現出畸形。

如果有寒性膿腫出現，這可作為斷定腰椎結核的重要依據。寒性膿腫的形成速度非常緩慢，其並不會在人體上引發急性炎症，膿汁稀薄呈米湯狀，內含大量結核性肉芽組織、壞死椎間盤組織等。腰椎結核的寒性膿腫多位於一側或兩側的腰大肌。因為膿腫的刺激，髖關節屈伸會受到嚴重影響，而且會在兩側骼窩、腰三角、股三角處形成竇道。一旦發生繼發感染，就有可能形成急性化膿性炎症。當出現寒性膿腫，患者通常會覺得全身不適、疲乏無力，並伴有食欲不振和低燒不退的現象，身體會因為慢性消耗而變得瘦弱。

治療期間，除了應用抗結核藥物，患者還要注意多休息並及時補充營養，確保每日攝取的蛋白質和維生素，應多吃高熱量、高蛋白、高維生素、高纖維和含水量的食物。如果本身營養狀況較差，可補給魚油、維生素B、維生素C等。若同時有貧血狀況，可補給鐵劑、維生素B_{12}、葉酸等。生病時，絕對要忌煙酒，忌吃海產類，並杜絕食用牛奶和含乳糖食品，以免降低藥效，導致病情失控，引發更嚴重的問題。

這些壞習慣，傷害腰椎健康

據相關資料統計，如今發病率居首位的病症是感冒，其次便是腰椎病。

隨著生活節奏加快，愈來愈少人有時間去注意調整不良的生活習慣。當腰酸背痛的現象已經成為常見病症，才會想到要呵護自己的腰。

所有腰椎病都起源於生活中的壞習慣。

壞習慣一：懶得動

在每天的工作和生活中，我們大多數時間都是坐著，甚至已經慢慢養成了「懶得動」的習慣。這會讓腰椎長期處於屈曲狀態中得不到正常伸展。反覆且長期屈曲，是造成腰椎病最常見的原因。

壞習慣二：睡姿差

為了貪圖舒服，人們往往願意花高價去購買柔軟的床。睡覺時，腰部肌肉以及腰椎間盤只有處於最放鬆狀態中，才有利於緩解一天的疲勞。但軟床會讓腰椎以及腰肌保持緊張狀態，反而更容易造成疲勞。為了保護腰椎健康，建議選擇較硬的床墊。

睡覺的姿勢也有講究。睡覺時，以側臥為宜，下肢最好稍微彎曲。如果是仰臥的姿勢，建議在膝蓋下加墊一個枕頭。

壞習慣三：愛露小蠻腰

現在有愈來愈多女性不分春夏秋冬都愛穿超短褲和低腰褲，經常露出自己的小蠻腰。實不知，腰部是非常怕冷的一個部位。如果長期吹空調，或者在室外遭到寒氣，就會觸發腰部的自我保護功能，使肌肉痙攣、小血管收縮，讓局部血液循環能力減弱，進而影響到腰椎間盤的血液營養供應，並使椎間盤內的壓力增大，對腰椎造成更多傷害。

壞習慣四：睡高枕

如果長期使用高枕睡眠，對腰椎也會造成一定程度的影響。人在睡覺的時候之所以需要枕枕頭，是為了保持頸椎和腰椎在仰臥位時的正常生理彎曲。如果枕頭過高，除了容易出現頸椎病，還會影響到脊椎平衡，使腰背部肌肉處於高張力的狀態中，並導致腰椎產生生理前凸變直或消失的現象，腰部軟組織也會過度疲勞。

壞習慣五：愛穿平底鞋和高跟鞋

愛穿平底鞋和愛穿高跟鞋都會傷害脊椎。一雙健康的鞋，鞋跟高度應該在2～3公分。一旦穿上超過3公分的高跟鞋，人體負重的力學傾向就會發生改變，呈現出骨盆前傾、腰部後仰的姿態。過度的腰部後伸會使背肌收縮繃緊，腰椎小關節和關節囊處於緊張狀態。長期穿高跟鞋，會造成關節囊和腰背肌疲勞，最終引起腰痛。

經常穿高跟鞋的女性，足部會出現拇指外翻。因為穿高跟鞋走路時，身體重心會前移，導致足尖承受的重量增大，且受到外力作用而將本為方形、飽滿的足前部擠進錐形的窄小鞋尖內。穿高跟鞋久站或者走路，不但會引起足部疼痛、麻木等不適，還會因反射機制影響腰部，引起腰痛。

但穿平底鞋也會加大足弓的承受重量，行動過程中減小腰椎的緩衝力度，也就更容易造成慢性傷害。

壞習慣六：坐姿不良

由於生活和工作習慣的改變，人們一天中大多數時間都在電腦前度過。即便是在通勤路上，也多是低頭手機族。研究顯示，人體出現前傾20度的坐姿時，腰椎間盤內的壓力會大增，整個椎間盤會出現整體下沉縮短的情況，且身體的中軸線會發生明顯後移，最終導致椎間盤突出。

椎間盤突出是最典型的腰椎疾病，已經成為困擾現代人的惡疾，不但難以痊癒，而且只要稍微不注意就會反覆發作，令人痛苦不已。治病要從根本下手，針對以上種種陋習，在日常生活中，可從以下幾方面著手改善。

1.合理的飲食安排

當出現腰椎疾病，患者會因為身體不便而減少活動，飲食的攝取量也要隨之減少。飲食上要注意少量多餐，多吃蔬菜水果及豆類食品，多吃一些含鈣量高的食物，如牛奶、乳製品、蝦皮、海帶、芝麻醬、豆製品等，以補充鈣質。

經檢查發現腰椎上長出骨刺，即出現骨質增生後，則不太適合攝取太多鈣質。此時應該儘量少吃肉及脂肪量較高的食物。因此病易引起大便乾燥，排便時若太用力也會使病情加重。

2.坐站有姿

站立時要保持「腳踏實地」的姿勢，挺胸、直腰、兩腿直立、兩足距離約等於足盆的寬度，平視前方，全身重量均勻地從脊椎到骨盆再傳向下肢。久站後要注意適當活動，尤其是增加針對腰背部的活動，以解除腰背部肌肉疲勞感。

坐著時，上身要挺直、收腹、兩腿併攏，足下可以墊東西來使膝關節略高於髖部。久坐後要做鬆弛下肢肌肉的活動。

3.注意腰部防寒保暖

出現了腰椎病，一定要注意對腰部的防寒保暖，可以佩戴護腰用具以起到保暖的作用，同時還要注意防止腰椎因為劇烈運動而造成更多傷害。

4.合理選擇臥具和臥位

床鋪宜選擇木板床，被褥要鬆軟適當，避免因床墊過軟而造成椎間盤受力不均。睡覺宜採用仰臥和側臥的方式。選擇家居用品時，要儘量避免矮、軟這兩個關鍵點，以防使用時過度累及腰椎。

5.適當進行康復訓練

椎間盤突出症患者在急性發作期應該靜養，不宜運動。病情穩定後可以搭配適度的運動。在堅持合適的方法、正確的姿勢、循序漸進的原則上，以倒走、左右轉腰等簡單且有效的運動為最佳選擇。

其他常見腰椎疾病

同所有脊椎病一樣，腰椎疾病已不是中老年人專屬，愈來愈多青壯年有腰椎問題。這是因為隨著社會結構和工作方式的轉變，年輕人更常久坐，運動不足，因此增加腰椎病的風險。

常見的腰椎疾病有椎間盤突出、風濕或類風濕性腰痛、腰椎結核、風寒濕性腰痛、濕熱性腰痛、腎虛性腰痛等，都會表現出腰腿酸疼或放射性疼痛等症狀。常見腰椎病引發的腰腿疼痛及其他病症具體表現如下：

1. 慢性腰痛

不知不覺就開始痛、閃到腰後一直沒好……像這樣長期局部疼痛、牽扯痛，常於久坐、久站時發作，平臥時會減輕，難以治本，容易復發。

2. 坐骨神經痛

坐骨神經是從腰部至臀部延伸到腳部的粗大神經，當腰出現異常，臀部至大腿後側會出現痛感、發麻。咳嗽、打噴嚏及用力大小便時，下肢會有觸電般的放射疼痛，並且會持續加重，腿部疼痛的情況比腰疼更為嚴重。值得注意的是，腰椎病患者多患有坐骨神經痛的問題。

3. 麻木

當腰椎部分的神經根受到椎間盤突出的壓迫而出現血流不足，因為身體已經出現缺血缺氧的症狀，小腿和腳面上就會出現異常麻木的感覺。

4. 下肢發冷

突出的椎間盤通常會對交感神經纖維形成壓迫或刺激，進而引起下肢血管壁收縮，引起下肢發冷、發涼。患者可以明顯感覺到腿部有冰涼感，並且很難暖和過來。

5. 肌肉萎縮

出現肌肉萎縮，證明腰椎疾病已經十分嚴重。當突出的椎間盤在椎管內長時間滯留，神經根因為受壓迫而無力去支配肌肉的伸縮力度，並且由於長期缺乏營養，肌肉的力度就會慢慢減弱，肌肉的體積也會縮小。患者通過肉眼就可以發現兩腿的不同，患病一側的腿明顯要比健康腿上的肌肉更加瘦弱。

6. 間歇性跛行

腰椎病患者在行走時，這一症狀會表露無遺。行走時，椎管內受阻的椎靜脈叢會因為充血和脊髓血管擴張，加重神經根的缺血程度，患病側肢體會表現出疼痛感，患者需停下休息一會兒才能繼續走路。也有部分患者會表現出一瘸一拐的走路姿勢。

腰椎病引發的疼痛通常是「早不痛晚痛」。因為白天工作時，身體大多是直立或者坐姿，大部分重量是在腰椎上，造成椎間盤後突嚴重，使得神經根受到擠壓，引起腰疼，並有下肢後外側酸、麻、痛的感覺。經過一天勞累，晚上的疼痛症狀會非常明顯。但經過一整晚的休息，椎間盤會稍稍回位，所以早晨起來會覺得痛感減輕。

並不是只有腰椎病才會引發下肢部位的痛感，痛感出現時機的不同，也預示著不同的疾病原因。

如果是晚不痛早痛，就要注意是否罹患了僵直性脊椎炎、結核或骨髓炎、纖維織炎、筋膜炎、血管炎等病症。一旦有如上這些病症，早起後的痛感會非常明顯。這是因為一夜新陳代謝出的廢物會在器官某個局部組織處堆積，刺激有炎症的神經系統，引發疼痛。一旦經過活動訓練，身體系統開始正常循環，痛感就會明顯減輕。此外，更年期婦女出現自律神經功能紊亂時，也會引發早起腰痛的現象。

如果疼痛的症狀多發生在半夜，或者是突然從夢中痛醒，就要注意有患上癌症的風險，或者是癌症出現轉移。尤其是患上骨癌後，痛感會非常劇烈，且愈是安靜時就愈感疼痛。在痛處輕微敲擊會明顯加劇痛感，這也是和腰椎病引發的腰腿疼症狀最明顯的區別。良性腫瘤不會引發疼痛，因此如果出現此種疼痛症狀就需要馬上就醫。

若身上的痛感晝夜一直持續，就要考慮器官上出現了器質性病變，如泌尿系統感染、腎臟病變、女性的婦科炎症、盆腔腫瘤等都會引起腰痛，而胃、十二指腸潰瘍有時也會引起腰部的放射性疼痛。

不論是哪一種疼痛，都要及時就醫，才能確保病情不會繼續惡化。

簡單仰臥操，治療腰椎病有良效

腰椎疾病在後期的康復治療中，仰臥操是最常被推薦的一種訓練方式。仰臥操，全稱為仰臥挺腹操，是一種容易堅持做下去的簡易訓練方式。其特點是男女老少皆宜，所以被認定為治療腰椎病的最好訓練方法。

腰臀肌筋膜炎多是由久坐所致。若長時間伏案，腰背肌會缺乏有效的伸展訓練，而且為了維持脊椎的平衡性而長時間保持向前彎曲的姿態，會導致背部肌肉過於緊繃。若長時間得不到休息，且無法得到有效的恢復時間，就會過度疲勞引起炎症。伸展腰肌，是訓練腰椎的第一步，也是仰臥操最基本的原理之一。

在仰臥操中，最常見也最簡單的訓練方式便是仰臥起坐。

進行訓練時，患者要屈腿平躺在墊上，雙手放在枕後，起身時，儘量抬起上身，以腰椎可以完全離開地面的高度為宜，儘量用肘關節去碰觸膝關節的位置。一般情況下，只要運動標準不過量，患者都可以感覺到症狀有明顯減輕。

這一套簡單的仰臥起坐可以訓練到腰背部所有肌肉群，對恢復腰椎病有很好的療效。

仰臥操正是借助脊椎的屈伸力量來進行。簡單的仰、臥動作，會反覆拉伸、壓縮椎關節，可逐漸增強該部位的活動能力，並增強患者腰部肌肉群的力量，能有效改善腰椎病症。

持續做仰臥操，可以讓長期處於緊繃的肌肉得到緩解和恢復。每天晚上睡覺前，或早晨醒來後，只要十分鐘左右的訓練就可以輕鬆防治腰背酸疼。對老年人來說，適當的仰臥起坐訓練，還能有效抑制骨質疏鬆症。搭配服用鈣片，適量運動也可以幫助鈣質沉澱到骨頭上，得到充分吸收。

進行仰臥操時，年輕人仰臥挺腹的幅度可以稍微大一點。如果病情特別嚴重，或者老年人的體力不足以支撐做一個完整的仰臥起坐動作時，可以適當的減量。患者可仰臥在床上或者沙發上，膝關節以屈曲90度為宜，兩肘屈曲支撐在身體兩側，然後用力向上挺肚，直至臀部離開床面。逐漸加大幅度，然後慢慢向下回落。此為一個完整的動作，稍微休息10秒鐘左右，深呼吸，再重複上述動作。

要注意，每次的動作不宜太快，以一分鐘10～15次為宜。如果身體不適應，次數可以減半。只要堅持每天10～20分鐘，腰椎問題就會慢慢得到改善。每天可分多次進行訓練，一次進行時間不宜過長，以免反而傷害腰椎。

做仰臥起坐時，需要反覆屈頸彎腰，背部肌肉群所承載的負荷會很大，容易造成現肌肉痠痛。這也是為什麼要強調運動絕對不能過量的原因。長時間做仰臥起坐對腰椎的磨損很大，同時還會過度拉扯頸椎。如果需要以仰臥起坐的訓練方式來緩解腰椎問題時，有以下幾點建議可供參考：

（1）不推薦做兩腿伸直的仰臥起坐。在這種姿勢下，脊椎會產生3300牛頓的力，很容易對背部造成傷害。

（2）可改做捲腹，即只讓頭部和胸椎離開地面，腰椎依舊保持平貼地面的狀態，使軀幹出現微曲即可增加腹部肌肉的力量。

（3）做訓練前，還需要注意幾個小問題。提前做好熱身，掌握訓練的速度和自身的承受能力，注意運動期間的呼吸吐納頻率，做完之後還要注意做調整和放鬆的運動。

仰臥起坐不僅可對腰背部的肌肉和脊椎進行適當訓練，同時還有助於增強腹部肌肉的彈性，消除腹部多餘脂肪，增強腰椎、頸椎肌肉群的韌性。但這樣的運動訓練方式其實不太適合久坐不動的上班族。因為當身體久坐而出現頸椎和腰椎問題時，以仰臥起坐為代表的依靠腹肌力量的運動方式，會提前帶起上身，有可能讓原本已經受傷的頸椎和腰椎受到再一次壓迫，加重受損程度。

適合腰椎病患者的日常運動

雖然在恢復治療腰椎病上多推薦用運動療法，但每個患者具體的病情不同，究竟是否適合進行體育運動，要視自身情況而定。

腰椎病在急性發作期間，一般是要求臥床休息，絕對禁止進行任何運動。在症狀的緩解期，可以適當運動，但要緩慢進行，並嚴格控制活動量，可採用循序漸進的方式來進行恢復訓練。切忌突然、劇烈地運動，且要選擇恰當的運動項目，初期應選擇腰部活動和負荷相對少一些的運動，並在運動時佩帶寬腰帶或腰圍等護具。

適合腰椎病患者的運動方式有以下幾種：

1. 游泳

在眾多體育運動項目中，以游泳為上選。腰椎病患者游泳時要注意以下幾點：

（1）運用正確的游姿，下水前要做好熱身。

（2）泳池水溫不宜過低，游泳時間也不宜過長，運動中可以保留一定的間歇時間，避免腰部過度疲勞。

（3）當發現腰部症狀加劇，要立即停止運動，症狀好轉後才可以適當訓練，切忌盲目堅持運動。

2. 騎自行車

腰椎病患者還可以騎自行車來幫助腰椎恢復，還可以鍛練身體的平衡感，並訓練肌肉。此外，病症初癒的患者與親朋好友到郊外一起去欣賞大自然的風景，呼吸新鮮空氣，舒展疲勞的身心，對掃除疾病帶來的不悅以及增強生活信心均大有益處。

在進行騎行車訓練時，應選擇騎上後姿勢自然舒展的普通型自行車，車座的高度以腳底能平穩著地為佳。

3. 快走慢跑

在平時生活中，患者還可以通過快走和慢跑的方式進行適當訓練。

進行這兩項運動時應穿有彈性的運動鞋，抬頭挺胸，每天或隔日活動半小時左右。運動過程中，速度快慢要根據身體實際情況來決定。尤其是進行過腰椎術的人，活動時間有一定的限制，一旦感到疼痛，就要立刻停止活動。

4. 登山

登山是非常適合訓練腰肌力量和大腿肌肉的運動方式，如果運動過度，在無形中增加腰椎的負擔。腰椎患者處於康復期時，要盡可能避免這類活動量和體能消耗量都非常大的運動。如果腰椎病症已經恢復良好，登山時，還應儘量避免斜坡角度大的山路，不應背著重物登山。登山時要有意讓腹肌出力，膝關節稍微屈曲，避免腰椎過度用力，導致舊病復發。

除了這幾項適合的運動方式，腰椎病人應儘量避免參加一些劇烈的活動，如跳繩、球類運動、舞蹈等。當身體狀況不允許或者出現其他原因而無法進行體育訓練，均可以採取簡單的自我保健方式進行替代。

（1）動髖。仰躺，先以右腿向腳的前方猛然一伸，同時髖部向右一擺。保持數秒後換左腿。動作要協調而有力，兩腿交替做20～30次。

（2）蹬腿。仰躺，儘量屈曲髖、膝關節，足背勾緊（背屈）。然後足跟用力向斜上方（約45度角）蹬出後，將大小腿肌肉繃緊，放下還原。兩腿交替做20～60次該動作。

（3）昂胸。趴著，雙手支撐在地上，從頭部後仰開始，手漸漸撐起，把胸部向上昂起，最後用力後仰，力度達到腰部極限為止。伏地休息，重複5～10次。

（4）艦式運動。趴著，兩腿伸直，兩臂平放體側，掌心向上，吸氣同時將頭、上身軀幹、兩腿、雙臂盡力抬起，屏氣並保持住該姿態，以身體不覺得勉強為限，吸氣時慢慢還原，重複6次。

（5）橋式運動。仰躺、屈膝，雙足平放地上，吸氣同時收腹，提肛，伸展膝關節，屏氣保持5秒左右，呼氣還原，重複6次。

體力勞動者、司機、運動員、老年人日常還可以常進行預防性的自我按摩，即俗話所說的「搓腰眼」。兩手輕握拳，用拳眼或拳背輕輕叩打腰眼處，或雙手握拳，用手背骨節按摩腰眼處，也可用雙手揑腰眼處的肌肉，從兩臀後盡屈處開始，往下揑至骶骨下端。

在所有腰椎運動方式中，重點加強且有針對性地進行腰背部運動，可以增加脊椎的活動度並保持脊椎的柔韌性、改善局部血液循環、預防炎症、增強腰背肌的力量。老年人晨練時，可以配合太極拳以及站樁功法進行訓練，期間可以做脊椎前屈運動和脊椎後伸運動，但動作一定要緩慢，並使運動主要集中在腰部。做腰部旋轉運動時，還應注意幅度由小到大逐漸增加。

椎間盤突出症患者適當地做一些運動，不僅可增強腰部的血液循環，緩解椎間盤突出，還可以加強腰背肌的力量，使腰椎穩定性增強，減少椎間盤突出復發。

第6章

對齡養脊椎，健康挺拔活到老

過去，脊椎病患者以老年人居多，但近年，脊椎問題已經非常普遍，不分年齡、職業、性別、職業、高矮胖瘦。在不同年齡階段，人們都可能有不同類型的的脊椎問題。所以脊椎的保健必須從當下做起，而且在康復和保健措施上，需要根據不同的年齡階段進行適當調整。

脊椎問題不受年齡限定

一般認為脊椎病是因為常年傷害而引發的病症，因此應該是中老年人較容易罹患。實則不然。老年人常患有椎間盤突出，而青少年卻常有脊椎側彎，上班族更是頸椎病和腰椎病的典型患者。脊椎病的發病率正在逐漸提高的同時，發病年齡也在逐年下降。

脊椎病是一種老少通吃的病，是長期累積所造成的傷害，和年齡沒有必然關係。據調查，在老年人族群中，有97%的人患有脊椎疾病。在青少年中，有25%的人也已經表現出非常明顯的脊椎病症狀。

龍骨負責支撐整個身體，脊椎、椎間盤、韌帶和肌肉組織等任何一個組成部分發生病變，都有可能會壓迫脊神經、脊髓和血管，輕則出現麻疼酸脹，重則可能因此現癱瘓。一般來說，在不同的年齡階段，常出現的脊椎問題也不盡相同。

如青少年常有脊椎側彎現象。發生脊椎側彎的原因有很多，骨頭、激素、神經、遺傳都有關，不良姿勢也會影響，因為青少年正處在發育期，身體的骨骼和肌肉都尚未成型，不管對其施加任何方向的壓力，可能讓身體向著該方向生長發展。長時間處於不良姿勢下，會使脊椎出現屈位或某種特定體位，造成椎間盤內壓力增大，並使脊椎周邊的肌肉和韌帶組織處在不協調的狀態中。若青少年常外食，攝取的營養不均衡，人體代謝功能容易紊亂，缺乏鈣、磷且有激素代謝失調狀況，就更容易造成脊椎側彎。

青少年時期的脊椎側彎應特別重視，以免愈來愈嚴重。平時要注意保持良好的坐姿和站姿，儘量背雙肩包，以維持脊椎的平衡性，在下課時伸展頸部和腰部，多做室外運動，游泳、籃球、排球、單槓等體育運動都有利塑造出健康的脊椎形狀。飲食上要注意補鈣，長期攝取優質蛋白質可增加骨質密度。

青壯年常見的脊椎問題以椎間盤突出、脊椎不穩和椎旁肌筋膜炎為主，這些脊椎病更喜歡盯上坐辦公室的上班族。根據臨床資料發現，長期伏案工作或者經常盯著電腦螢幕的人，更容易罹患頸椎病和腰椎病。上班族平時應多注意在工作和休息的空檔調養脊椎。每隔一個小時左右就起身四處走走，多活動頭頸和肩肘等關節部位，可做扭動腰肢、伸展髖關節的動作來緩解腰椎部位的疲累。這些簡單的小動作都很適合在辦公室狹小的空間做，每天花幾分鐘時間活動一下筋骨，才可以有更好的工作效率。

如果是開車族，要特別注意保護頸椎和腰椎。開車前注意調整座椅和方向盤的位置，腰部和頸部要墊上軟枕，避免意外的頸椎傷害。休息時可做簡單的散步和球類運動來緩解久坐帶給脊椎的疲勞損傷。

老年人的脊椎更容易出現退行性病變，如椎管狹窄、椎間盤突出，腰椎和頸椎的不穩定性也會大大增加。

上了年紀後，很多人經常會覺得腰腿痛、肩頸痛，甚至還會出現間歇性跛行，這都是脊椎出現問題的徵兆，此時可判斷是否骨質疏鬆、骨質增生或出現骨刺。老年人要特別關注身體上的關節部位，如頸椎、腰椎、髖關節、膝關節和足跟等。老年人一方面因為體質衰退，一方面是脊椎有常年累積的傷害，也更容易出現明顯的疾病症狀。

因此老年人的保健措施也和年輕人不一樣。針對老年性脊椎病，首要一點是保持均衡的飲食，多攝取蛋白質和鈣類含量豐富的食物。平時可以多曬太陽，多散步或慢跑，避免做劇烈運動，少提重物。如果在運動時身體有任何不適，一定要馬上停止，以保養身體為最高原則。如果病情比較嚴重，日常建議要拄拐杖行動，一方面可以借助拐杖來支撐身體的重量，減少脊椎的負荷；另一方面也可輔助行走，避免摔跤。老年人的骨質密度和年輕人不可同日而語，所以不必刻意講究日常姿勢和家居用具等方面，以身體舒適度為最終標準。

脊椎病在預防、治療上，都應根據不同年齡階段來選擇合適的方法。脊椎病是長期不良姿態所致，在治療時也不應著急。病去如抽絲，及時調整生活方式，配以合適的療養方法，才能一點點改善脊椎病。

脊椎側彎——青少年的噩夢

臨床調查顯示，40歲以下，有40%的人曾經或正在遭受脊椎病的困擾，其中還包括25%的青少年。所有的脊椎病，都是因為在工作和生活中長期受到多種不良因素的刺激，如脊椎受風寒、外傷、老化和不正確的姿勢等。脊椎得不到良好的恢復期和合理的姿勢糾正，久之就會導致脊椎歪曲、移位，椎間盤、關節和韌帶組織都退化，甚至壓迫到神經根、脊髓和椎動脈，並由此引發一系列不可逆的症狀。

青少年常見的脊椎問題，同成年人脊椎病在成病理論上並無太大差別，不同的只是疾病的成因和具體表現。

以14歲左右的青少年來說，30%女性有肩頸痠痛問題，34%有腰痛問題；男性則分別為26%和24%。使用電腦、手機的時間，與腰痛和頸痛的發生率密切相關。電子產品的流行，令不少青少年出現了長時間保持「彎腰、弓背、曲頸、低頭」的錯誤姿勢，整個脊椎的椎間盤會明顯表現出受力不均的情況，導致局部壓力過多。一旦發生椎間盤突出，就會壓迫到神經和脊髓，導致嚴重的脊椎疾病。且青少年屬於重度用眼族群，長時間以不正確的姿態看書看電腦，還會導致近視率大增，並有可能形成視網膜障礙。

另有調查顯示，高達70%～80%的中小學生在上課時姿勢不正確。因為長期扭歪著身體趴在桌上寫作業，就使脊椎一直處於彎曲前傾的狀態，導致椎間盤內的壓力增高，並使脊椎附近的肌肉和韌帶組織受力狀態失去協調性，更容易導致脊椎側彎。

青少年長期存在課業負擔重的現象，書包過重也會對正在發育期的脊椎產生過多壓力，以外力強迫的方式導致脊椎改變正常生長方向，最終誘發脊椎側彎。

此外若長期外食，營養不均衡，又有課業、升學壓力，長期處於精神較為緊張的狀態，一旦體內代謝出現紊亂，尤其是缺乏鈣質、磷脂以及性發育期出現了性激素失調的情況，都很容易誘發脊椎。

以青少年來說，首先要糾正不良姿勢，養成正確的坐姿和站姿。如果患者本身缺乏自制力，家長可以借於輔助工具來幫助孩子「挺直腰板」，如背更符合人體動力學的背包、書桌椅，或者利用脊椎矯正設備等。

儘管上課一整天會感覺到很疲累，但千萬不要睡太軟的床墊。有脊椎問題的人本就不應睡軟床。青少年的脊椎還沒有完全發育成型，床墊太軟容易讓脊椎改變正常生長方向，從而加重脊椎畸形，對身體健康的影響會更大。

充足的睡眠可以讓生長激素分泌旺盛，也可使脊椎得到更充足的休整時間，椎間盤的品質也會變好，大幅度減少慢性傷害。

長期低頭學習，頸椎受到的壓力也會比較大。在學習的空檔要多做伸展運動，經常練習聳肩動作，可以有效放鬆肩頸肌肉。

平時要注意飲食均衡，確保骨骼組織可以代謝正常，儲備好營養。飲食中一定要含有豐富的優質蛋白質和鈣質，才可以增加骨質密度，這對預防脊椎病大有裨益。

脊椎的健康，應該從孩童時就開始關注。家長們要及時糾正子女的不良姿勢，包括站姿、坐姿、睡姿及念書、看電視、打電腦、背書包的姿勢。青春期是身體發生急劇改變的一個時期，如果不仔細觀察，很難發現孩子的脊椎問題。不要等到已發生重度脊椎側彎後再去治療，因為到那時治療難度會翻倍。

前面提到了兒童脊椎側彎，家長平時要留心觀察孩子的背部是否左右對稱，如果發現有偏向一邊，可能是脊椎側彎，要追蹤觀察。

脊椎側彎的黃金治療時期是在16歲以前。這時候患者的身體還沒有發育完全，即便已經發生側彎，也可矯正。如果過了20歲後脊椎側彎的情況還沒有得到及時治療，此時人體的骨骼已經逐漸趨向封閉狀態，治療難度就會增加。

早發現、早治療，是針對青少年脊椎問題的最重要警告。

腰背疼痛——中年人的困擾

人到中年，總是這裡痠那裡痛，其實中年階段的脊椎問題多源於青少年時期的病症未能得到及時且正確的診斷和治療。上班族因為久坐、姿勢不良、缺乏運動，在無形中更是增加了中年時罹患脊椎病的機會。

脊椎一般從20歲左右就會開始退化。中年人每日擔負大量勞動，還要奔波於各種應酬，在姿勢不良和飲食不規律的影響下，有愈來愈多人經常腰背疼痛。儘管沒有明顯外傷史，疼痛也並不是很劇烈，有些人甚至只會感到腰背部有輕微痠疼不適，或者略有鈍痛和束縛感，但也不可以掉以輕心，有可能脊椎病早已經偷偷瞄準了你。

判斷自己是否有脊椎問題，可根據以下三點進行簡單檢測：

（1）早晨起床或者久站後，腰背部的疼痛感是否明顯加劇？如果經過短時間活動，症狀可以明顯減輕，但在過度勞累後，疼痛又會反覆，就可能脊椎問題。

（2）脊椎病引起的疼痛症狀和氣候明顯相關。當天氣潮濕陰冷，腰背疼痛會非常明顯。當溫度回升，症狀又會有所緩解。一般在陰雨天氣，疼痛症狀都會加重。

（3）要判斷是不是脊椎有問題，還要測定疼痛的範圍。若有骨質增生，會壓迫到脊髓和神經根，導致疼痛感向臀部和大腿放射蔓延。

日常生活中一直承受過度的壓力，且在工作和生活中長時間姿勢不良，偶有外傷和扭傷，再加上身體骨骼和軟組織逐年趨於老化，這些都是脊椎病的誘因。針對不同原因，需要進行不同方面的改善，做到「對症下藥」。

脊椎病和生活方式密切相關。長時間使用電腦找工作，就要注意隔段休息，避免體內血液循環不暢，肌肉痙攣而對脊椎造成損害。

如果平時還經常保持不良姿勢，會更容易導致脊椎慢性傷害。預防脊椎病的首要關鍵點，是提醒自己要保持良好姿態。

要想避免脊椎病而引起的腰背疼痛，最好的方法就是多運動。走路是訓練腰部肌肉和椎關節最好的方法。如果不方便出門，在家也可以做：把兩手放在兩側，趴在地面，先用力抬上半身，包括頭胸，然後膝蓋挺直再抬腳，各做15次後，不要用手支撐，再一齊抬起上身與下肢，只用腹部支撐成弧形，感覺像是在衝浪一樣，堅持一分鐘即可得到很好的訓練效果。

中年人預防脊椎病，還需要做到以下幾項：

（1）採用正確的姿勢，特別是長期從事同一姿勢工作的人要注意適當活動。

（2）使用符合健康要求的寢具。不良寢具是許多脊椎問題禍根。

（3）保持正確的睡眠姿勢，不睡軟床，夫妻定期更換睡眠位置。

（4）儘量防止過度疲勞。

（5）隨著季節和氣候的變化，要注意防止風寒、潮濕的侵襲。

（6）平時加訓練核心肌肉。

（7）飲食要均衡有規律，注意補充鈣質。只要超過30歲，都應該適當補鈣，多吃含鈣豐富的食物，如豆製品、牛奶、蝦皮等，以增強骨質強度。同時還應該減少應酬、煙酒，定期做體檢。

動、防、保、練、養，是中年族群預防脊椎病變的五字訣。

俗話說，四十以前人找病，四十以後病找人。進入中年後，一定要更加關注自身健康。中醫講究五看，以看食慾、看體重、看睡眠、看顏色和看脾氣，來斷定身體內是否有病變。早、晚各一杯白開水，保證血液不會因缺水而過於黏稠，避免血液在脊椎部位出現堵塞。確保身體暢通，是維護脊椎健康、維持身體各項機能正常運轉的最基本要求。

脊椎病變——老年人的險症

高達97％的老年人患有脊椎方面的病症。這些患者往往在年輕時就種下了病根，等年齡大了，身體各方面的機能大幅度下降，才開始表現出各種反應，但此時已經耽誤了最佳治療時機。老年人若有骨質疏鬆症，表現出的多種脊椎問題往往都是很危險的信號。

肩、頸、脊椎、腿、膝蓋等骨骼關節是人體的重要「支柱」。這些關節部位的骨骼是否健康，是反映人體健康狀況和生存品質的晴雨錶，但其健康狀況往往很容易被忽略。如果痛感主要是集中在脊椎周邊，說明症狀還處於早期。如果連手腳指的部位也已經感覺到了明顯疼痛，就說明脊椎問題已經傷害到神經系統，需要馬上進行治療。

對老年人來說，脊椎病是一個隱形殺手，發病率遠高於高血壓、糖尿病等。隨著老化，常發於老年人身上的骨質疏鬆和關節炎症同樣不會放過脊椎這個關鍵部位。且一旦出現骨傷意外，比起年輕人，老人因體質原因會更不容易復原。如果平時不太注意保養脊椎，各種問題會全部找上門——斜肩、駝背、背痛、腰痛、椎間盤突出、骨質增生等。

研究表明，危及中老年生命的心血管、腦血管疾病及各種慢性病都與脊椎相關。及時預防脊椎病，同樣也能預防高血壓、冠心病、心律失常、腦血管等疾病。

年過50歲後，頸椎會出現退行性病變。老年人體內陽氣比較弱，更容易遭受外邪侵入。因此不論是在家還是出門，都要注意保暖頸部。冬季出門一定要戴圍巾，睡眠時注意頸部是否有蓋好，同時還要選用合適的保健枕，避免因為意外風寒或者枕頭不合適而落枕。儘量減少縮頸、聳肩的動作，彎腰時動作不宜過大，及早糾正生活中的不良姿勢，尤重預防肩周炎、頸椎病和腰椎問題。

老人身體的靈活度和骨骼堅韌度都已經大幅下降，所以日常生活中更要避免意外。與人談話、看電視或者看書的時候，要盡可能採取坐正站直的姿勢，以正面注視著對象，避免過度扭曲頸部和腰部，防止因為快速轉身或重心突然改變而對脊椎造成意外傷害。

老年人可遵照以下十點警示保護脊椎：

（1）絕不在頸部過勞時工作、看書，這只會讓頸部的椎體、肌肉和韌帶組織更加疲勞，一旦出現過度損耗會更難恢復。

（2）一定要保持充足且良好的睡眠。睡眠充足，才可以從根本上消除脊椎的疲勞，也更利於恢復體內循環系統。

（3）如果眼睛過於勞累，一樣會導致頸部出現疲勞感。工作空檔放鬆眼睛、看看遠處，對保養頸椎有很大的好處。

（4）不論是工作還是鍛練身體，都要儘量避免頸部長期做重複的動作。

（5）要防止脊椎慢性傷害，運動前一定要做好熱身。很多老年人喜歡跳廣場舞，在跟著激烈的音樂做運動時要注意兩點，一是提前做好熱身，二是不要去做過難、幅度過大的動作。

（6）隨時都要盡可能保持良好坐姿。

（7）及時糾正不正確的睡覺習慣，選擇使用合適的枕頭。

（8）積極治療頸部的外傷、感染、結核、淋巴炎和筋膜炎等疾病，也是預防頸椎病的重要一環。

（9）注意加強訓練以增強體質。訓練時要結合全身性訓練和重點訓練，才可以起到強身防病的作用。

（10）均衡膳食也是關鍵要素。

適合老年人的健身舒脊操（半橋式）

老人常患有的頸椎病、腰椎病及骨質增生等脊椎性疾病，與脊椎功能退化密切相關。平時可以做一種健身舒脊操，能有效防治脊椎上的病變，長期訓練還有延緩衰老的作用。

具體訓練方式為：仰躺在瑜珈墊上，膝蓋彎曲，雙腳著地，雙腳不可靠緊，雙手平放身旁。吸氣，吐氣時腹部收緊帶動臀部抬起離地，抬起的高度以膝蓋、髖部和肩膀為一直線為主。再次吸氣。吐氣時回到原位。

這個姿勢可以放鬆腹部及下背部肌肉，平衡自律神經，有助維持椎旁肌肉和韌帶健康。

如果年紀過大而出現脊椎問題，治療時通常建議採取保守治療，避免因為手術不當或者術後恢復不佳而出現併發病症。

更年期症候群的根源在脊椎

若正好處於更年期階段，且長期出現胸悶、心慌、焦慮、煩躁、情緒不穩、潮紅、口乾、易出汗、失眠、健忘等表現，檢查後通常會被診斷為更年期症候群。但其實很多人並不知道，這些病症的根源是在脊椎。

更年期是人體非常特殊的一個時期。在這一階段，體內激素的分泌量會大幅減少，使自律神經功能容易紊亂。很多女性在停經之後都會出現骨質流失的現象，因此加速脊椎退化，而且會引發一系列和自律神經功能有關的更年期症狀，如心慌、胸悶、盜汗和失眠等。

此時，服用一般的西藥不會有明顯的改善作用。患者可以找有經驗的中醫師做推拿和針灸，調理脊椎自律神經功能，降低其敏感性，從而有效緩解更年期出現的種種症狀。

更年期脊椎問題多表現為廣泛性疼痛。患者時常感覺到背部疼痛，在症狀加劇的過程中還會出現沿脊椎線上下遊移的情況。主要痛點在脊椎兩旁，但沒有固定壓痛點，疼痛的範圍較大。急性發作時，患者會覺得難以忍受；慢性發作時，疼痛持續的時間會很長，一些基本治療均起不到明顯作用。

這種脊廣泛疼痛常見於更年期婦女，因為更年期體內雌激素短期內大量下降，而導致骨質疏鬆症。想要從根本上治療骨質疏鬆和脊椎的疼痛並不容易。處於更年期的婦女需要做好以下幾點：

（1）適當服用雌激素。之所以出現骨質疏鬆，是雌激素分泌減少，加速骨質溶解和吸收的速度，從而導致骨質疏鬆。此時，在醫生指導下適當服用雌激素，可以明顯減慢和改善骨質溶解的速度，也有利於緩解疼痛。

（2）及時為身體補充鈣質。一個健康的成年人，每天所需要的鈣含量在1000～1500毫克。牛奶、綠葉蔬菜、魚和骨頭湯中含有較豐富的鈣，可常食用。

（3）可補充一些魚油，能夠幫助消化系統更好地吸收食物中的鈣質，並加速促進新骨的形成。

（4）可利用氟化鈉來刺激骨細胞形成新骨。氟化鈉要和魚油同時服用，才能抵消其本身的副作用。

（5）中醫認為腎主骨生髓，步入更年期後要注重補腎。食物類可選擇枸杞、豬腰子、蓯蓉、羊腎、鹿茸、燕蛋、蟲草、雞、鴨、鵪鶉等。補腎的同時，還可以緩解脊椎疼痛。

（6）平時可以多曬太陽，充分利用自然光的有益作用來促進皮膚合成維生素D。經常進行日光浴，有利防治骨質疏鬆，緩解脊椎疼痛。

骨質疏鬆是一種以骨量低下、骨微結構破壞而導致骨脆性增加、易發生骨折的全身性疾病。骨折及由於骨折引起的併發症會使患者的死亡率大大增加。女性更年期後，卵巢功能衰竭，雌激素分泌不足，容易造成骨質疏鬆。骨質疏鬆會帶來腰痛、駝背，甚至骨折等風險，可嚴重威脅到患者的健康。

預防骨質疏鬆

預防骨質疏鬆是即將步入更年期女性的重要工作，下面5種食物可以有助強化骨骼，提前預防骨質疏鬆。

（1）魚油可以減少的骨質流失，起到預防骨質疏鬆症的作用。鮭魚和其他多脂魚可以為身體提供大量有益於骨骼健康的營養物質，其內含有鈣質以及協助鈣吸收的維生素D，是最佳食材之一。

（2）多吃堅果和種子，其內富含蛋白質和多種營養物質，可以強健骨骼。

（3）最優質的鈣質來源是奶類。優酪乳和純牛奶中的鈣質含量相當，且優酪乳更能起到促進胃腸道消化的作用。

（4）豆類食品中含有的異黃酮是一種植物雌性激素，常服用豆類製品可以對女性產生類似於雌激素的作用，有助改善更年期症狀，並對骨科疾病有相當的好處。

（5）很多綠葉菜中都含有大量鈣質，如油菜和大白菜，都能為身體提供一定的鈣含量。

需要注意一點，一定要嚴格控制鹽的攝取量。鹽是阻止身體吸收鈣質的最大關卡，鹽攝取量愈多，就會有愈多鈣質隨著尿液流失。降低鹽攝取量，才能為身體留住更多鈣質。只有讓所有的補鈣補骨措施行之有效，才不會讓疼痛伴隨著整個更年期。

防治骨質疏鬆，從現在開始

上了年紀後難免會被各種骨科疾病困擾，常出現腰痠背痛等。不論是脊椎病還是關節病，究其根源都和骨質疏鬆有關係。

老年人身體內的代謝能力逐年降低，骨量也會隨之大量流失，因而引發骨質疏鬆症。其實每個人都會有骨質疏鬆，只不過當骨量流失還沒有達到一定量的時候並不會有感覺。並不是只有表現出不適症狀的骨質疏鬆才是病症，當身體內的骨量開始流失，就已經有了罹病的風險。

骨質疏鬆症的臨床表現主要有疼痛、駝背、易骨折等。很多人從青春期就開始出現駝背，到了老年後甚至會呈現出弓形身體，雖然在日常中老人駝背被認為是很常見的現象，但需重視的是隱藏在駝背後的骨質疏鬆症。如果不及時治療，也許只要輕輕摔一跤就會導致骨折，甚至有可能出現生命危險。

骨質疏鬆讓很多老年人不得不使身體長期維持某種固定姿勢，不論是頸椎還是腰椎都會因此表現出病症來。所以老人群體更應當避免久坐，若長時間保持一個姿勢，就應該適當放鬆一下，以緩解身體的疲勞感。如果出現四肢麻木等神經症狀，應當儘快就醫治療。

預防骨質疏鬆，首要確保均衡攝取營養，適當做日光浴，同時還要維持運動習慣。據相關研究顯示，女性骨量一般是從35歲開始出現大量流失，男性則推遲到40歲左右。防治骨質疏鬆，年齡很重要，不要等上了年紀後身體表現出疾病症狀了再著手。「五臟皆衰，筋骨懈惰」，此時再好的治療方式也只能幫助身體減少骨量流失，卻再也無法補充回年輕時候的骨骼狀態。

防治骨質疏鬆症，要從年輕做起，應每年檢查一次骨質密度，及時瞭解自身的數值，防患於未然。因此需要做到「四宜四不宜」。

1. 宜動不宜靜

多運動可以減少骨量的流失。如果一個60歲的人每天都堅持慢跑，運動會逐漸促進骨細胞的活性，骨齡可能比同齡人年輕20歲左右。

2. 宜補腎不宜多耗損

臨床試驗證明，補腎的藥物和食物都可以抑制破骨細胞的骨吸收活動，同時還可以增生成骨細胞，促進新骨形成。適當食用補腎品，還可以穩定並恢復一定量的性激素水準，對抵抗其他老年疾病也有好處。

3. 宜健脾不宜損脾

出現骨質疏鬆，是因為身體缺少鈣質，飲食中的鈣成分不能及時補充到骨成分中，導致骨量的補充速度跟不上流失的速度。老年人的腸胃系統一般也都不太好，身體對鈣質及其他多種維生素的吸收能力都會變弱。老年人如果脾虛，首先會影響到吸收系統。此時就需要健脾調胃，改善消化吸收的功能。

4. 宜養血活血，不宜破血耗血

骨質疏鬆症的典型症狀是腰背痠痛，並伴隨四肢出現放射痛、帶狀痛、肢體麻木、無力。中醫講「痛則不通」，這說明體內有血滯的情況，養血活血便是中醫理論的通法。只有血氣通暢了，才能百病全消。

此外，還需要指出一個誤區。很多人認為鈣是組成骨骼的主要成分，因此認定出現骨量流失就一定是缺鈣。但其實多數情況下是身體內鈣調節激素失衡，破骨細胞活性超過成骨細胞的活性，致使骨質流失速度超過骨質形成速度。尤其是更年期出現骨質疏鬆的患者，單純補鈣無法有效改善病症，同時還要改善骨代謝失衡的問題。一方面促進骨生成，另一方面要阻止骨流失，雙管齊下，才是治療骨質疏鬆的根本方法。

骨質疏鬆曾被認定是老年病，現如今和年輕人的關係也愈來愈密切了。隨著生活和工作方式的轉變，年輕人喜歡長期宅在家中、出門以車代步，因為缺乏戶外運動和充足的日照時間，還嗜好煙酒、濃茶、咖啡等，更有一些女性為了苗條身材而瘋狂節食，這種種不良的生活習慣都會導致體內嚴重缺鈣，因此年紀輕輕就得到骨質疏鬆這一「老年病」。

只有從年輕時做起，從現在做起，改變不良的生活習慣，合理調整膳食以及多做戶外運動，才可以輕鬆還給自己一個年輕人該有的身體，並為日後的脊椎以及全身骨骼健康打下更堅實的基礎。

照顧嬰幼兒的注意事項

許多上班族、上學族、中老年人群都是脊椎病的高危險群，一旦得到脊椎疾病，就要整天忍受麻疼不適。但少有人會想到，初到人世的孩子也可能有脊椎問題。嬰幼兒時期的脊椎問題非常特殊，如果護理不當，有可能影響到終生的脊椎健康。

嬰幼兒的脊椎問題，多是和家長的照顧不當有關。如孩子在睡覺時使用成人的枕頭，就容易造成寶寶的頸椎出現不正常的曲度。也有部分新手爸媽喜歡抱著孩子，但抱的姿勢不對而導致寶寶的脊椎發育不良。等寶寶稍微大一點能自己活動後，很多父母會引導孩子慢慢爬行，此時如果缺乏必要的保護，也容易傷害過於柔軟的脊椎。

照顧嬰幼兒，要特別注意以下幾點：

（1）嬰幼兒的身體和骨骼都比較軟，很多父母為了讓寶寶有好頭型，會選擇定型枕給寶寶。目前市面上售賣的定型枕，一般在中間有個圓形凹陷，用來固定寶寶的頭部。其實，這麼做反而是錯誤的。孩子還沒有學會爬行、翻身等動作時，說明其自身的脊椎生理曲度還沒有成型，過早使用枕頭會導致脊椎頸椎部位改變自然生長狀態，並不利於頸椎曲度的形成。

在一些地區有讓新生兒睡枕頭把後腦勺睡平的習俗。這是因為胎兒在子宮內是縮成一團的姿勢，所以新生兒的頸椎會呈C字形。這一向前彎曲的狀態是非常正常的，隨著孩子快速生長，頸椎會慢慢改變成正常形狀。如果過早地讓孩子睡枕頭，反倒會使頸椎形成不正常的彎曲，甚至出現反常的狀態。

（2）父母聽到孩子哭都會抱起來安慰，但三個月以內的孩子，抱的時候要儘量採取橫抱，讓寶寶的脊椎成一條直線。等寶寶的頭部可以自由轉動了，才可以採直抱的方式，但要注意用手撐住寶寶的後背，且抱的時間不宜過長。很多脊椎側彎的青少年，在嬰幼兒時期都有抱姿扭曲的情況，從而導致脊椎的基礎沒有打好。

（3）新生兒睡眠的時間比較長，這有利於孩子快速成長。很多寶寶會趴著睡覺，相關研究認為，這樣的姿勢對訓練寶寶的頸部、胸部、背部和四肢上的大肌肉群非常有利，也有助於脊椎的穩固發育。喜歡趴著睡覺的寶寶也會更快學會爬行和翻身。但父母也要多加注意，寶寶趴著睡覺時會更容易造成窒息。因為嬰幼兒還不具備自行翻身的能力，一定要隨時觀察趴著睡覺的孩子的生理狀態，避免在睡覺時窒息。

照看嬰幼兒的時候，首要順應人體生長規律。若寶寶已經可以爬行，就不要多抱。寶寶可以爬行後，脊椎的四個生理曲度就已經成型，爬行有助於鞏固曲度形狀。當寶寶可以站立行走，就要避免過度爬行。

此外，接生嬰兒時若不慎拉扯到，也可能會傷到嬰兒的脊椎。據臨床資料顯示，有高達50％的新生兒在出生過程中會受到或輕或重的脊椎傷害。

如果發生這種情況，家長可以先讓孩子仰臥，低枕，一手托住孩子的頭枕部，另一隻手拿捏後頸部，從右下至上反復按摩。或者雙手抱住新生兒的頭部，一手在枕部，一手在下頜部，提起頭，背部稍微離床，輕抖幾下，換手重複此動作。反覆做四五次，便可以起到很好的牽引效果。

游泳是最適合嬰幼兒的運動之一，能全方位促進嬰幼兒身心發展，有助矯正不正確的身體姿勢。嬰幼兒游泳時，四肢肌肉會不斷交替著緊張和放鬆，特別是兩臂和腿，在水中或空中滑行的動作對發展脊椎的靈活性、矯正身體姿勢有非常重要的作用。

如果母親的身體條件允許，還是以母乳餵養嬰幼兒好。母乳中含有多種微量元素，都是嬰幼兒生長所必需，是市面上售賣的各種乳製品無法比擬的。母親要注意餵奶的姿勢，避免寶寶在吃奶過程出現脊椎彎曲。更要避免因為過於疲累而睡著，這極有可能會讓嬰兒的呼吸器官過於貼近乳房而導致窒息。

第7章

改善NG姿勢，從生活起居做起

脊椎病發病因素中，個人不良習慣是一個非常重要的因素，醫生常說，疾病最愛眷顧那些生活習慣不良的人，是很有道理的，脊椎病更是如此。所以保健脊椎，很重要的一點就是要從日常生活的細節上做起，對於脊椎病，預防比治療更重要。

不良姿勢是脊椎殺手

導致脊椎問題的所有原因中，日常生活的不良習慣是最大致病因素。仔細想想，日常生活中，你是否有久坐不起的習慣，是否下班後經常感覺到腰痠背痛，是否經常去按摩、做理療但病情卻不見好轉。出現上述問題時，不但說明脊椎已經出現問題，還說明你並沒有找到疾病的根源。

人體在不同狀態下，脊椎所需承受的壓力也不同。躺著時，脊椎只承載25％的體重壓力。站著時，則要承擔100％的體重壓力，如果彎腰，壓力就會上升到200％。坐姿正確時，脊椎要承擔身體重量的150％的壓力。若是身體前傾，如在看電腦時上身就很容易不自覺前傾，脊椎則要承擔250％的體重壓力。如果睡覺時歪扭身體或者趴睡，都可能會導致脊椎出現問題。如果經常彎身站立，會加重某側肌肉的緊綳程度。時間一久，就會出現肌肉僵硬痠疼，腰椎兩側受力不均勻，還可能會壓迫到脊椎及周圍神經系統，影響心肺功能。

下頁幾個常見的錯誤姿勢，請特別注意。

日常生活中如果不能保持良好姿勢，對脊椎健康有很大的危害。以下幾點可輕鬆改變日常

身體姿勢若有以下情形，可能不正常，請特別注意

●站立

- 下巴有往上抬的感覺
- 有點駝背
- 膝蓋用力才能伸直

●走路

- 老是看著腳邊
- 胸部往前挺，腰部往後彎
- 下巴內縮且背部弓起

●坐著

- 習慣淺坐椅子，腰部往後彎
- 下巴有往上抬的感覺
- 翹腳習慣翹同一邊

●睡覺

- 仰躺著膝蓋打直
- 一直朝著同一個方向側躺
- 趴睡

生活中的不良姿勢。

（1）坐的椅子不要太深，坐下的時候以臀部能填滿椅子最好，讓腰背部完全緊貼著椅背，兩腳要能平放到地面上。找一個舒適的靠墊，材質稍微硬一點，能對脊椎形成一定的支撐。工作中不得不長期伏案時，可把椅子接近桌子。

（2）搬抬重物時，避免腰部用力，儘量多使用下肢的力量。下肢用力的效果是腰部用力的十幾倍，而且還可以有效避免傷到腰。儘量讓物體重心靠近自己的身體，能夠避免過度拉伸脊椎。

（3）若需長期久站、久坐，或讓脊椎保持某一種姿勢，都會對其造成損傷，最明顯的就是脊椎側彎。在工作中要儘量使用符合人體工學的設備，連續工作一段時間應起身活動頸部和腰部，放鬆緊張的脊椎。保持運動習慣，即使冬季也要選擇適宜的運動，如室內游泳、羽毛球等，並進行一些增強核心的肌力訓練。

發現因為一些不良習慣而導致脊椎不再健康，可以做一點簡單的伸展運動，幫助脊椎緩解疲勞恢復健康。所有訓練中，統一的動作要領都是：抬頭、挺胸、收腹，上半身保持不前傾。

首先，採取棒式的姿勢，將脊椎側彎一側的腿用力向上抬起，同時異側手臂伸直前舉，每次需要保持3～4秒的時間再恢復原位。每天堅持練習30次左右。

其次，雙腳與肩同寬，側彎一側的手臂自然下垂，另一側手臂往上舉，越過肩側，抱住頭，上半身向側彎一側彎曲，手盡可能往下伸，保持3秒再還原。每天練習3組，每組10～15

次。

再次，可用側彎一側手臂提一重物，如啞鈴、書包等。適當的重力練習，可借助外力來矯正脊椎側彎。但切忌重物過重，否則會導致出現其他問題。

最後，向脊椎側彎方向側臥，兩臂屈臂撐地，用外側腿用力向肩側方踢腿，堅持練習25～30次。重點在於，每次踢腿時身體都要保持非常正的姿態，踢腿的幅度儘量大，但要以自己的身體條件為限。

日常中除了可做簡單的脊椎訓練，還要做到三「不」，才能夠遠離頸椎病，這一點尤其適合上班族。

三「不」分別是不久坐、不過食辛辣、不吹太多冷氣。久坐的上班族可以在腰椎和腰部肌肉處系上有保健作用的腰帶，緊鬆度以剛好感知到壓力為宜。

特別要提醒的一點是，脊椎之所以出問題，多是由於長期保持不良姿勢造成。想要改變姿勢，就要堅持運動身體。最好的運動項目是游泳。透過游泳，可強健和加大肌肉的力量平衡，調節骨骼的力量。白天久坐上班的人群，回家後最好有一段平躺的時間，這對脊椎來說是最好的休息。

只有以健康的方式來應對不良姿勢，才能還給脊椎健康。

脊椎疾病的「五怕」和「五宜」

脊椎疾病對很多人來說是一大健康威脅，尤其是對於久坐不動的上班族來說，想要逃脫脊椎病的魔爪非常困難。想要預防和治療脊椎病，要先從病因下手。只有如此，才能知道為什麼脊椎病偏偏喜歡盯上你。

脊椎有病，源於五「怕」。

第一怕，脊椎最怕「冷」。

每當天氣轉涼，脊椎就容易出問題。因為寒冷會導致脊椎的韌帶組織和肌肉群變得更加僵硬，從而嚴重影響到血液循環，並限制脊椎功能的正常運作，極易造成脊椎損傷。寒冷季節外出，記得備好圍巾和保暖衣服，免受寒風侵襲身體。

夏天時很多人都愛沖涼水澡、貪圖一時的舒服而讓冷氣和電扇直吹身體，這是引發急性脊椎病的最大誘因。用風扇時，一定要避免直對著頸部和腰部吹。身處裝有冷氣的房間中，記得溫度可稍微調高一兩度，同時還要注意保暖腰部和頸部。

第二怕，脊椎最怕「久坐」。

坐著的時候，腰部所承受的作用力最大。同時又因為人在坐著時習慣身體前傾，此時頸椎受到的壓力也遠超乎於平常。很多脊椎病都是久坐引起的慢性傷害，而且約有35%的慢性腰痛最終都會發展成椎間盤突出症。

最好的建議一定是避免久坐。每隔約一個小時就起身活動一下，喝水或遠眺都可以減輕頸椎和腰椎的壓力。如果工作需要久站，每隔一段時間也要活動活動。

第三怕，脊椎最怕「猛」。

如果平時行動過猛，動作幅度較大，也容易對脊椎形成意外傷害。尤其是在猛地扭頭時會扭到脖子，搬重物時猛地起身容易閃到腰，日常生活中一定要避免為了一時方便而刻意去為難脊椎。

脊椎是身體內活動量最大的骨頭組織，遇到需要脊椎用力的時候，要避免使用蠻力。如拿重物的時候可以先下蹲再雙腿蹬地慢慢起，做劇烈運動前必須先做好熱身動作。

第四怕，脊椎最怕家居用具「不恰當」。

喜歡睡軟床、高枕，家中的傢俱桌椅等設計不符合人體工學，長期使用這些不恰當的傢俱就會造成脊椎慢性傷害。

合適的家居設計是，床墊不能太軟或太硬，仰睡時枕頭以一拳的高度為最合適，椅背最好要有前凸設計，桌子可以選擇前高後低的傾斜設計。如果目前的傢俱不符合這些要求，可以自己稍作改變，如坐椅子的時候加個靠墊，用電腦的時候墊一個傾斜的東西，這些小動作都可以有效減少對脊椎的傷害。

第五怕，脊椎最怕「歪」。

脊椎有四個生理曲度，每一個曲度的形成都是為了更好地保持身體的平衡性。脊椎最喜歡平衡和放鬆，因此平時一定要注意保持正確的姿態。不窩在沙發上看電視、不躺在被窩裡玩手機、不斜躺著看書、不背單肩包等以及其他一切可能造成歪七扭八的多種不良姿勢都要避免。雖然這樣的姿勢可能會感覺很舒服，但卻會使肌肉一直處於緊繃狀態中，一旦肌肉疲勞，就會失去保護脊椎的作用。

注意防範好脊椎五「怕」，還要明白脊椎訓練有五「宜」，做好以下這幾點，可以有助儘快消除脊椎疲勞感。

第一點，宜**仰頭搖正**。

仰躺，左手托在頭後，頭向右旋轉30度。旋轉過程中，注意用右手掌托住下頜部並向右上方推。重複3次，反方向再做3次。如果頭部某一側有不適，可先做正常的一側，再緩慢做不舒服的另一側。

第二點，宜**側臥轉體**。

往左側躺，下方的左腿伸直，上方的右腿彎曲，右手叉腰，上身做前後的轉體運動，幅度可以稍大，以讓腰部得到充分旋轉為宜。3～6次運動後，翻身做另一側的旋轉運動。

第三點，宜**拿捏後頸**。

仰躺或者側躺都可以，一隻手放在頭後，手掌在頸後部以手指捏後頸，觸摸到凸起的椎關節或者酸脹之處時可以稍微用力，左右兩側由上而下、由下而上往復2～3遍，達到左右轉頸均感舒適時為最佳。

第四點，宜引伸舒脊。

躺在床上，雙手重疊托住後頸枕的下部，兩腿微曲，足平放並盡可能靠近臀部位置。嘗試著利用腰部的力量來抬離臀部。注意雙手穩住頭部，讓頸椎、胸椎和腰椎都受到牽引。

第五點，宜仰臥挺胸。

躺在床上，雙手重疊托在後頸部，雙腿自然伸直，以頭部和手臂為支點，將背部抬離地，緩緩吸氣。吐氣放鬆回復原位。每做10次為一組，調整呼吸，根據身體情況做下次動作。

這五點是適宜脊椎患者訓練的簡易方式，但要注意，進行訓練時不可超過個人所能承受的身體極限。如果本身病情較重，做訓練前要先諮詢醫師的意見。

做家務也別忘了護腰部

女性常是家庭中的家務擔當者，同時也是最容易脊椎受傷的族群。

主婦們在做家務勞動時，經常會拉傷、扭傷，這就說明其脊椎已經因為長期的慢性傷害而出現問題。以家務活動的主戰場廚房為例，長期在廚房工作，會加重腰部的負擔。普通家庭的廚房一般來說都比較狹小，廚房用具的高度也通常不太合理。廚師在洗菜、切菜時往往需要過度甚至多次彎腰。如果流理臺、水槽的高度過高或過低，都會增加腰部負擔，長久必然引發脊椎問題。

所以，在做家務時，更需要時刻注意姿勢。

做家務之前，一定要充分的熱身，避免在頻繁的彎腰低頭過程中出現意外傷害。如果做家務的時間比較長，要注意停下來休息並補充水分，搬運重物時更是要注意護好腰椎。

家庭主婦們要學會一套真正適合自己的做家務護腰秘笈。

（1）洗曬衣物時，最好不要把衣服放在地上或者低矮處，因為蹲坐的姿勢會增加腰部的前傾程度，增大其負擔。晾曬衣服或擦高處玻璃等活動時，應在腳下墊個矮凳。因為如果晾衣繩較高或擦高處玻璃時，勢必要採取踮腳伸腰的姿勢，加大腰部的後伸度，易造成腰痛現象，站在矮凳上則可避免對腰椎的損傷。

（2）進行大掃除時，記得調整拖把、吸塵器等清潔用品的手柄長度。以握著時肘部微曲、軀幹微彎為宜，避免長時間彎腰給腰部帶來過重負擔。擦拭桌椅的時候，最好可以蹲下或者坐下來擦，儘量避免彎腰或者過度伸長手臂。如果居室面積過大，可分多次打掃，在間隔的時間內可適當活動一下腰部，避免腰肌長時間疲累。

（3）做飯時，注意多變換姿勢，除腹部貼在流理台前，可以有效分散腰部所承受的體重。廚房用具的位置和高度要剛好，否則會造成腰部過度前屈或後伸，容易閃到腰，進而誘發椎間盤突出。廚房要做好通風裝備，一則避免開窗後使腰部受涼，二則可以避免吸入過多油煙。

（4）到超市購物時，儘量用手推車來裝物品。手提籃和購物袋都會對一側肩部和腰部帶來過重的側傾壓力。拎著東西走路時，儘量把物品平均分配到兩手上，這樣既可以保持身體平衡，也能減輕脊椎負擔。搬移重物時，雙膝要微曲，使物體儘量接近身體的位置移動，從而減少腰部負擔，降低腰部損傷的可能性。

以正確的姿勢做家務，不但不會導致脊椎病，還是一種有效的健身法。如在進行以熨衣服、炒菜、插花等站姿為主的家務時，不妨張開雙腿，站直身體，儘量減少脊椎不正常彎曲的情況。做室內清潔工作時，不要只是依靠手臂的力量擺動掃帚，應讓全身都融於該動作中，讓踝關節、臀部、膝關節等一起跟著動起來。

家務勞動是否能健身，國外早在1990年代就曾做過相關研究。結果顯示，每掃地15分鐘約可消耗251卡路里；手洗衣服1小時約消耗795卡路里；熨衣服45分鐘約消耗753卡路里。雖然家務勞動不能完全代替健身，但在做家務的時候如何有效率且帶來健身效果，這其中也是有秘訣的。

掃地時，可以邊走邊扭腰，這樣既可以防止肌肉僵硬，還可以增加脊椎的靈活度。炒菜做飯時，可以有節奏地上下擺動腿部，避免因久站而疲勞，而且可以充分激發脊椎的活動和緩衝力。進行以坐姿為主的家務勞動時，可以有節奏地聳動頸部、肩部。如果需要上街購物，儘量利用上下樓梯的機會進行訓練。

舒服的姿勢，腰椎的噩夢

生活中，很多人為了圖一時舒適而採取不正確的行立坐臥姿勢，導致脊椎在不知不覺中受到慢性傷害。古人講人體都有精氣神，這些看似舒服的姿勢恰恰加大了人體對精氣神的消耗。如經常蹺二郎腿，喜歡彎腰駝背，走路時總是塌著肩膀，站時還要一隻腳如同圓規一樣斜伸出去，這些非常常見的不正確姿勢其實都正在一點傷害著脊椎健康，讓年紀輕輕就患上「老年病」。

醫學研究顯示，看似舒服的懶散姿勢卻可能造成肌肉、骨骼、關節部位出現筋膜炎，日積月累會導致頸椎病、高低肩、腰椎病、長短腿、足踝病等多種疾病。根據臨床資料得出的結論顯示，在絕大多數脊椎側彎、椎間盤突出的患者中，病因多為長時間無意識駝背、弓腰和蹺腳的習慣，這些患者大多習慣不自覺地以放鬆舒適的姿勢站立和坐下。甚至當身體已經發出了麻疼預警，因為缺乏對脊椎病的認知以及對正確姿態的瞭解，且較為懶散，不及時就診或者不認真遵照醫囑，最終導致脊椎病情不斷惡化，甚至影響到內臟健康以及體內循環系統。

近年來，體重超標的肥胖症引發脊椎病的比率正在逐年上升。這和現代人的飲食、生活方式密不可分。隨著體重的增加，人也會變得更加慵懶，站沒站相、坐沒坐相。即便想要端坐好，卻又受累於自身體重而改變骨架結構和肌肉的受力方向，導致患者很難如正常人一樣保持正確姿勢。人到中年出現「脾酒肚」，整個脊椎的支撐點都會發生改變，也就更加容易導致椎間隙變形。如果體重超標太嚴重，足弓部位也會受到更多壓迫，有可能會導致扁平足或足底筋膜炎。

此外，生活中一些不良習慣，如總是坐沒有支撐的椅子、睡支撐力比較差的床、穿大小不合適的鞋子，都有可能導致不良身體姿態出現，並最終誘發脊椎病症。

時刻要注意的是，覺得最舒服的時候，這個姿勢也許對健康卻是最具有危害性的。在很多情況下，舒服並不等於健康。

1.「舒服」的坐姿——蹺二郎腿

很多人習慣一坐下來就蹺二郎腿，殊不知長此下去就會造成骨盆傾斜，嚴重時導致兩條腿長短不一。當一條腿壓在另一條腿上，還會影響到下面這條腿的血液循環。

也有人喜歡「癱」坐在椅子上，頸背部懸空，整個腰部都塌陷進椅子中。這會使脖頸附近的肌肉以及頸椎受到過度拉扯，傷害範圍可以波及整條脊椎。

2.「舒服」的站姿——含胸駝背

站姿含胸、駝背、頭前傾、肩膀往前，整個人看上去好似是很放鬆的狀態。這樣的姿勢雖然比較省力，但根本沒有任何放鬆作用，還會對頸椎、胸椎以及椎體周圍神經形成全方位壓迫，並導致頸椎骨質增生、椎間盤退化等脊椎病。

也有很多人喜歡站「三七步」，把身體重量全部放在同一條腿，這容易造成骨盆歪斜，並因為腰椎兩側受力不均衡而導致腰背疼痛，久站的時候，應經常變換重心。

3.「舒服」的走姿——低頭彎腰拖著腳

低頭彎腰拖著腳行走的看起來十分瀟灑，卻會因一時的省力而給身體帶來更多隱患。經常拖著腳走路，抬腳的幅度太低，會造成足關節、肌肉以及足弓的慢性損傷。以這種姿勢行走，還容易出現不擺臂的現象，就有可能導致身體失去平衡，還會因頭部過於前傾而致使頸部血管和神經系統都受到壓迫，不但會引發脊椎病，甚至會出現腦供血不足而暈倒的情況。

4.「舒服」的睡姿——趴著睡

之前已經提到過，趴睡是最不符合脊椎生理曲度的睡法，有可能在睡眠中出現頸椎錯位的危險，並由此壓迫到頸椎動脈，導致大腦缺氧，在睡眠中還會因頭痛痛醒，給患者帶來相當程度的痛苦。

睡覺時可以用枕頭墊高雙腿，但時間不宜過長，否則會加重腰部負擔，以反心臟的負荷。

如何知道自己的脊椎是否健康？可以做一個簡單的小測試：靠牆站，背部緊貼牆面，腳跟離牆約15公分，如果此時脖子或後腰與牆面之間的距離大於5公分，就說明脊椎已偏離了正常的生理弧度。

站姿若不對，脊椎很受累

駝背、含胸、頭前傾、三七步……如果你不會站，一樣會得脊椎病。

以上的不正確站姿會讓身體遠離正常重心位置，影響肌肉、肌腱、筋膜及骨骼架構，因承受壓力的變化，造成受傷、結構改變的情形，如椎間盤突出、退化、長骨刺等。

自然的正確站姿

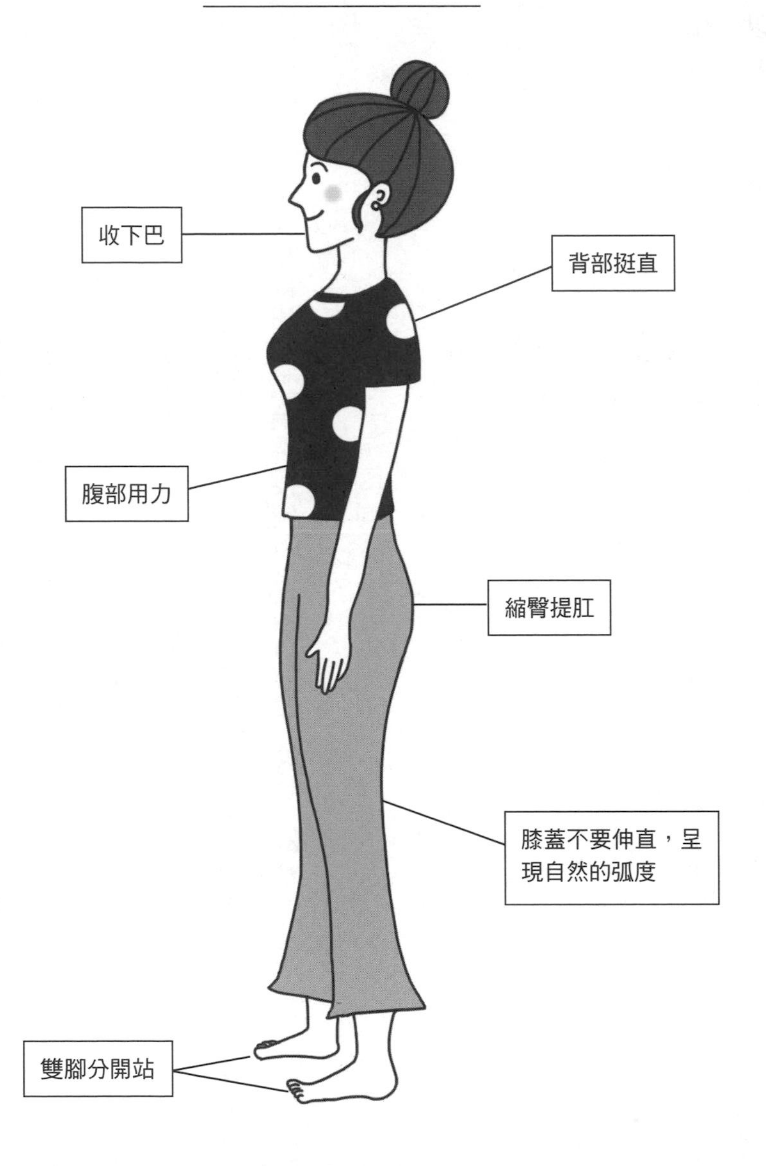

想要保持正確姿勢，須確認各部位應注意的重點。避免上半身前傾、腰部過度後傾、腹部凸出，站的時候身體挺直，膝蓋不必刻意打直，以免造成腰部往後，自然微彎即可。

不正確的站姿對脊椎有很大影響，且不可逆轉。據調查顯示，約有80%的青少年有著或輕或重的站姿不良現象。女孩因為生理特徵，在發育期容易含胸駝背。學生使用設計不當的背包、長期負重，都會導致站立姿勢不正確。

保持正確的站姿和行走姿態，對脊椎的健康發育非常重要。只有從最基本的生活習慣入手，注意保持正確的行立坐臥的姿勢，都可以防止脊椎提前老化。

正確的站姿是：兩眼平視前方，收下巴，挺胸，背部挺直，腿部打直，但膝蓋放鬆不卡死，想像頭頂有一道力把身體向上拉。這樣的站姿會讓骨盆略微前傾，全身重量則會通過脊椎均勻傳遞給下肢，成為真正的「腳踏實地」。人體的中心線正好從頭部貫穿至骨盆、膝蓋之間，才能有效避免發生各種脊椎問題。

脊椎是人體的中軸線，本身有一定的生理曲度。正常直立時，脊椎要承受體重的壓力，健康的脊椎會利用自身的生理曲度把壓力轉移給身體各個部分。如果站姿不良，脊椎在力的傳遞過程中會受到未知阻礙，導致力瘀積在脊椎部位，這是導致多種脊椎病發生的根本原因。

尤其是在勞動中，如果站姿不對，很容對成脊椎造成意外傷害。進行體力工作時，可採取膝關節微屈、臀大肌輕輕收縮的站立方式，讓腹肌自然收縮。這樣的站立體位與標準站立體位相似，可使骨盆輕鬆後傾，增加脊椎的支撐力，減輕椎間盤的負擔。

如果不得不久站，可以改為「稍息」的站立姿勢，並不時更換左右腳，避免脊椎因為長期保持某一種姿勢而疲勞。此時可以適當做一些原地活動，特別要加強針對腰背部的扭轉運動，以消除腰背肌的疲勞感。

站立時，要避免重心落於腳跟或腹部向前凸出的位置，更不要駝背，這些不當的站姿不但會對脊椎造成傷害，而且易使腿部、小腹、背部積累更多脂肪。若平時有腳踝向內側彎曲站立的習慣，還會使臀部下垂。站立時一定要記住「收腹挺胸」，肩膀往後壓，腰背和頸部之間會形成一條非常自然的曲線，可以讓脊椎始終處於彈性狀態，也會讓站立的線條看起來更美。也可雙腳前後錯開或輕微扭動腰肢，但要注意背部姿勢一定要保持不變。這樣的站姿可以顯得更自然。

挺胸、收下巴、收小腹、夾屁股，是完美站姿的基本要領，卻也最容易被忽略。

挺胸、收下巴，可以伸展背部肌肉；收腹，重點在於收緊臀部肌肉，以充分發揮胸腹部肌肉的作用；提臀，可以更好地維持脊椎的生理曲度。站立時，不論如何改變站姿，只要維持這三個要素，就可以站出健康。

走路姿勢不標準，脊椎壓力大

行立坐臥，是人體最基本的四大姿勢，每一個姿勢的靈活運用都離不開脊椎。其中，走路是每天最頻繁的活動。這樣一個小小的基本動作，運動量累積卻是最大的。若是走路姿勢不正確，不只是脊椎，全身骨骼、肌肉都會受到很大影響。

脊椎出現病變，多是源於慢性傷害，是日積月累所造成。行走姿勢不對，也會造成脊椎慢性傷害。儘管每個人都會走路，但這不代表每個人都能走對路。

在運動時，為了維持脊椎系統對身體的指揮能力，脊椎上的所有椎關節都會隨受力點不同而移動。在正常情況下，脊椎固有的生理曲度不但可以適應身體在行走中的多種姿勢變化，還會緩解行走所產生的震動和壓力。

走路時，隨著腳底板和地面接觸受力點的變化，反映到腿部和脊椎上的受力點也隨時都在發生改變。若是走路姿勢不對，脊椎很可能無法及時反應並判斷出身體行走的方向，並且還會承擔因肌肉扭轉而造成的大量壓力，以致出現全身性的平衡協調變化，長期下來必定會影響到脊椎健康。倘若行走時意外跌倒，脊椎也會因此受到意外的急性損傷。

減少腰部負擔的正確走路方式

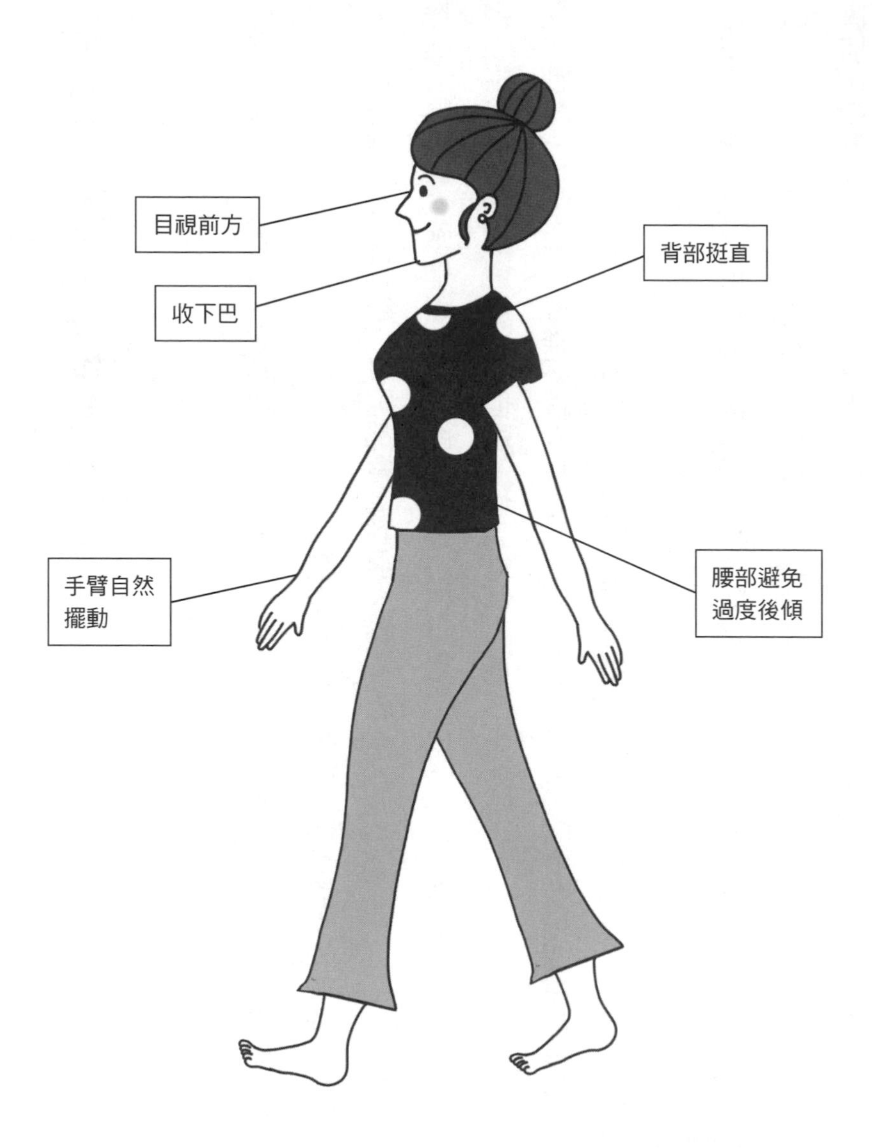

使身體呈現前面所介紹的站姿，以這種姿勢來行走，往前邁開腳步。走路時與站姿一樣，避免上半身向前傾，挺胸，並注意避免腰部過度後傾。

千里之行始於足下。人體雙腳的設計雖然十分科學，但腳底部的受力點也更容易發生改變。長期走路姿勢不正確，腳底形狀會自動改變，如常穿高跟鞋就會發生拇指外翻。一旦足底結構改變，受力改變就會延伸到脊椎部位，令其發生移動或錯位。所以，訓練正確的走姿對脊椎健康非常重要。

正確的走路姿勢，是整個身體的動作都能保持平衡。當腳底的受力點和受力面積改變，透過脊椎的作用可以讓人體在動態中維持平衡。走路邁步時可以把著力點放在腳和小腿上，而不是以腰部為中心來帶動整個腿部的運動，可避免帶給肌肉慢性損傷。

在走路時擺動雙臂能起到平衡作用。雙臂擺動的幅度要和走路腳步的幅度一致，借用慣性力量可以幫助脊椎分散受到的壓力。向上甩手時，還可以帶動全身肌肉運動，減少運動所需要的力量。

如果是慢走，要注意變換受力點到較低的位置，增多足底受力點，每一步走得更穩。同時，因為足底著地面積增大，慢走的過程等於對腳底進行按摩，有利促進足部血液循環，並借此消除體內因新陳代謝而產生的大量垃圾。

如果是快走，則要注意身體的整體平衡性。兩臂可以自然下垂，甩手的時候是用雙手帶動手臂運動，掌心向下，指尖向前，十指儘量上翹，可以起到伸展筋骨和血管的作用。

相反，如果長期以某種奇怪的姿態走路，如此外八、重心偏易一邊走時，會使足底受力點過於單一，不但容易造成膝蓋和髖關節負擔，腳底也易長硬繭和雞眼，而有明顯痛感。

走路時如果能儘量提起臀部，可以減輕腳部受力。走路應該以五個腳趾抓地，不讓腳後跟拖地，要做到步步分明。不邁八字腳，保持腳尖朝向正前方的邁步方式。還要避免踮著腳尖走路，這樣的動作不但對身體的傷害大，而且姿勢也不好看，更會在下盤不穩的情況下使身體不自覺前傾而失去平衡。

正確走路的要訣是，保持頭、肩和髖部處於同一垂直平面上，略收小腹，目視前方，雙手自然下垂擺動。上下樓梯時，注意上身保持垂直，不要彎腰爬樓，也不要低頭下樓，否則可能會因重心前傾而摔倒。抬膝時，應讓雙腳平穩踏實地踩在階梯上，利用大腿的力量，將身體向上送。

走路時如果能保持上述方式，腳會更輕鬆、腰會更有力、背會挺更直。脊椎健康了，人的精神狀態自然會變好。

坐姿圖舒服，脊椎易病變

脊椎出現退化性病變，一般是完成了正常發育後才會出現。在多重因素作用下，脊椎會隨年齡增長而發生許多不可逆的衰老現象，逐漸導致椎間盤吸收負荷、分散壓力的功能衰減。現代人又多缺乏運動，上班族更是久坐不起，缺少對腰背肌肉的訓練、坐姿不良、長時間使用電腦等「文明」現象都是加速頸椎、腰椎老化的罪魁禍首。

脊椎一旦開始退化，穩定性會大幅度下降，小關節紊亂，骨質增生。情況嚴重者，還會壓迫神經和血管。脊椎不健康，人體就無法正常工作。想要脊椎健康，就要避免久坐，讓脊椎從壓力中徹底解放。

在行立坐臥中，對脊椎傷害最大的是不良坐姿。尤其是上班族，一週有40個小時以上的時間坐在辦公室，且少有人可以長期保持正確坐姿。長期用電腦工作時，人體通常會不知不覺上身前傾，此時身體只憑靠腰部著力。這樣的姿勢比端坐時施與脊椎的壓力要大很多。研究表明，若以站立時脊椎受力為100計，端坐時脊椎受力約為110，但前屈坐時數值會飆升到166。

若坐得不正確，脊椎病就會在不知不覺上身。以下幾種不良坐姿在日常生活中經常見到，應特別留意。

1.久坐沒有靠背的椅子

坐在沒有靠背的椅子上，腰椎承受的壓力會達到體重的兩倍多。如果身體前傾，腰背部肌肉就會像弓弦一樣被迫拉緊。此時腰椎承受的重量可達體重3倍，使得腰椎不得不長時間保持緊張狀態來維持脊椎的正常平衡。常坐沒有靠背的椅子，也容易帶給腰肌慢性傷害，這個傷害不是源於脊椎承受的壓力，而是脊椎會因為不良坐姿而長時間持續收縮，最終疲勞。選擇椅子時，一定要選擇有靠背的。

2. 坐時避免上身前屈

不論椅子有沒有靠背，只要有一個支撐身體的作用點，脊椎受到的壓力就會大幅減小。坐在地上或者床上時，人們總習慣性地身體前屈，這種姿勢對脊椎非常不好。如果可以把兩隻手或者肘部撐在大腿上，脊椎受到的壓力就會減小到86％。關鍵在於，一定要為脊椎找到合適的支撐點。

3. 儘量不要半坐，要坐滿整個椅墊

很多人坐椅子的時候不會坐滿，通常只坐在椅子邊緣，導致身體的重點全積壓在腰部，使得腰椎長期受力。正確的坐姿應該是坐滿整個椅子，腰背部緊靠在椅背上，此時脊椎承受的壓力僅為站立時的54％。若無法靠到椅背，可準備一個靠枕於背後支撐。

長時間坐著，腰部不疲勞的姿勢

避免駝背
坐滿整個椅子，
善用椅背
小腿和膝蓋呈直角，腳
底可平放在地上

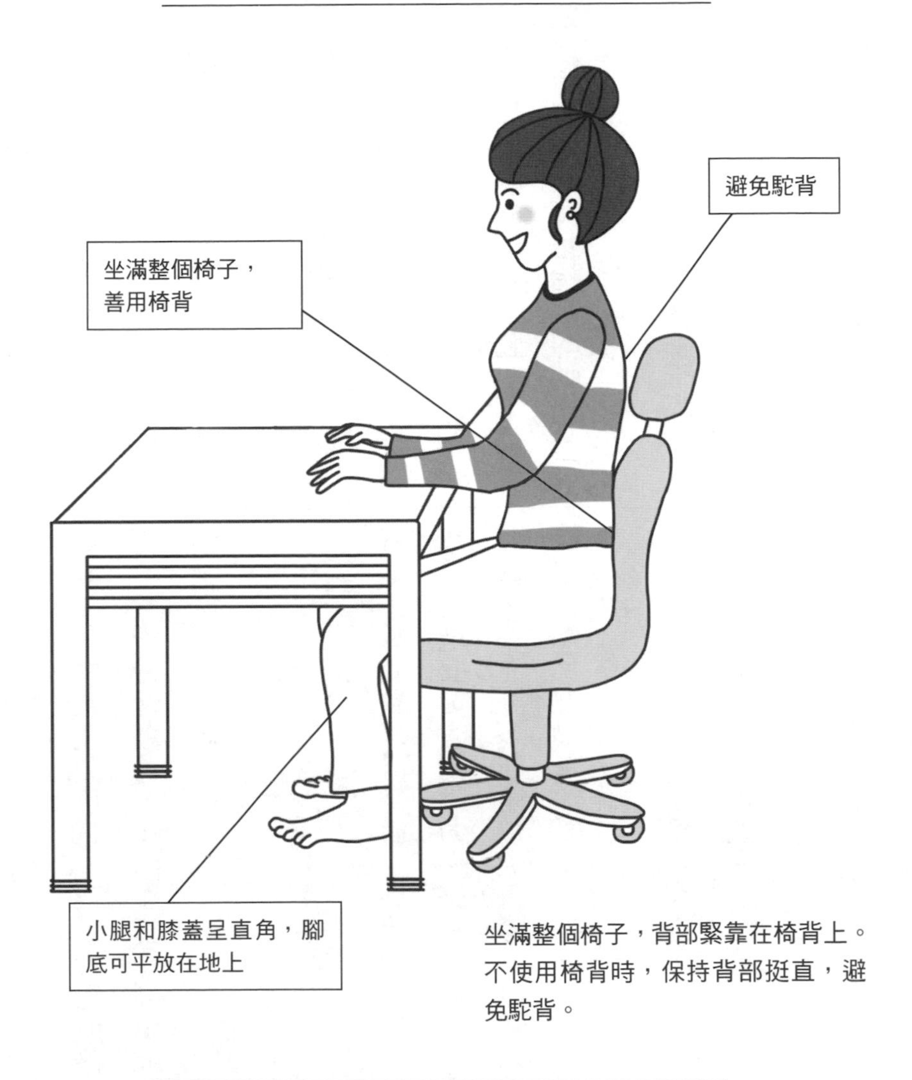

坐滿整個椅子，背部緊靠在椅背上。不使用椅背時，保持背部挺直，避免駝背。

適合長時間工作的理想椅子椅背角度為 100 ～ 110 度（稍微大於直角的角度）、椅子的高度可使股關節與膝蓋自然彎曲、桌子下方可以容納椅子扶手。

4. 開車坐位很重要

長時間開車的司機也是脊椎病的高危險群。有些人在開車時，為了看清道路而使脊背離開座椅的靠背，無意識中會前傾。這樣做會帶給脊椎慢性傷害，在出現緊急剎車或交通意外時，人體會因慣性而突然前傾，也大幅增加頸椎受傷的機會。

5. 長途旅行要注意保護脊椎

當需要長時間乘坐任一交通工具時，脊椎都會受到來自交通工具持續震動帶來的傷害，從而腰痠背痛。如坐飛機的時候，脊椎需要承受比地面更大的壓力。旅途中，應每小時起身活動10分鐘，如果能離開座位走動一下最好；若條件不允許，在座位上每隔一段時間要做一些上身向前彎或者是臀部交替抬起的動作，這對緩解脊椎壓力也有好處。

最佳的坐姿，應該是靠住椅背並向後傾斜100～110度，此時脊椎承受的壓力最小。如果超過這個範圍，人體就容易從椅子上滑下；如果小於這個範圍，人體會因前傾等原因而施加脊椎更多壓力。

工作時，如果難以維持最佳坐姿，可以讓腰背部位和臀部完全靠在椅子上，避免上身前傾，儘量把椅子靠近書桌。若椅子太高，就在腳下墊個腳蹬，讓腳底可以平放在地上。若無法坐滿整個椅面，可以在腰部後面增加一個靠墊，即可分散腰背部受到的壓力。

採取正確的坐姿，不但可以避免脊椎受到過度壓力，還可以避免青少年出現脊椎側彎。

睡姿不科學，脊椎難休息

睡覺時也要預防有可能發生的脊椎問題。如果頸椎已經發生退變，並且長期睡姿不良，熟睡中就可能會出現頸椎錯位和頸肌損傷。如果習慣趴睡，還會帶給頸椎和下背部壓力，損傷到頸部韌帶組織和關節囊，最終發展為的頸椎病。

睡姿不正確，是致使脊椎出現筋膜炎的原因之一。

通常所說的不良睡姿包括：一直朝同方向側睡、趴睡、扭腰、枕頭過高或過低、側睡且枕頭太低，以及在車上坐著睡覺、長期睡沙發、趴在桌子上睡覺等不良習慣。長期睡姿不良，會使肩頸部的肌肉一直處於收緊狀態，刺激交感神經使其持續興奮，降低睡眠品質，也增加了頸椎出問題的機會。更有一些疾病，如心肌缺血、心肌梗死，都可由不良睡姿引起。

如果工作中已經出現了頸椎部位的輕度扭傷，或者長期保持不良的姿勢，並造成頸椎部位

讓脊椎充分休息的睡覺姿勢

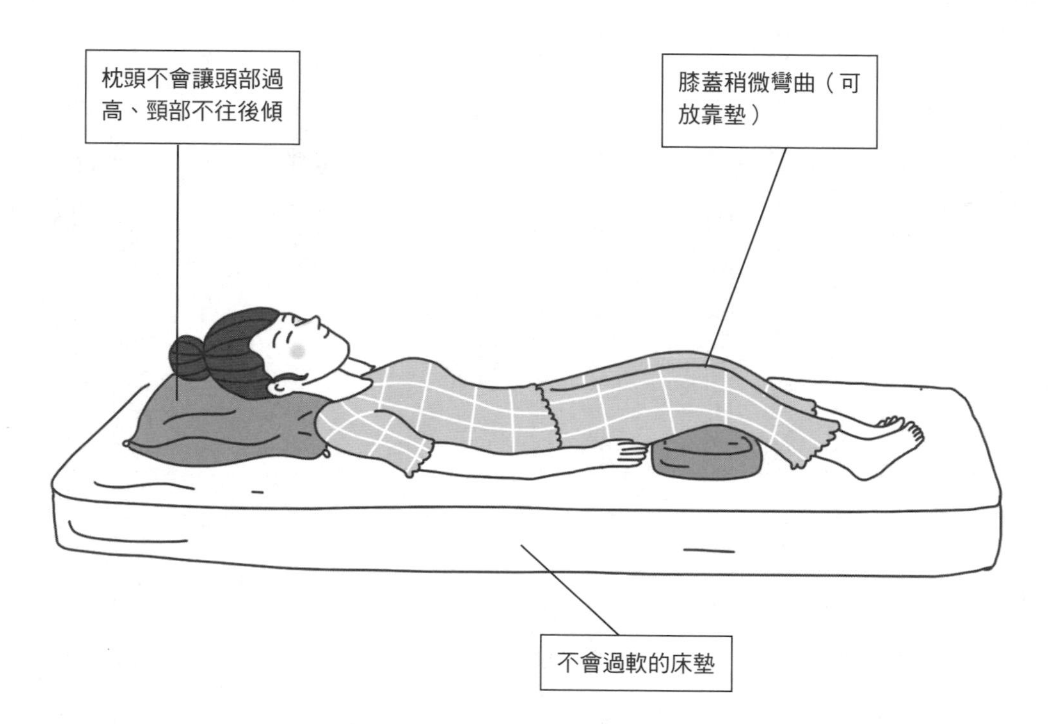

膝蓋完全伸直或趴睡，都會破壞背部自然的曲線，屬於會造成負擔的姿勢。這種姿勢，無論睡再久，都無法消除疲勞。仰躺時，可在膝蓋下方放靠墊或折起來的毛巾，以保持穩定。

慢性傷害，在晚上不良睡姿的影響下，會讓症狀加劇，甚至牽引到整個上半身都出現麻木疼痛感。頸部受到壓迫，還會造成此處的血流速度減緩，也更容易在動脈內部形成血栓。

中醫提倡以睡養生。良好的睡眠姿勢不僅可以預防多種脊椎問題，還有助解決很多方面的疾病。如果長期睡姿不當，很多隱疾也會慢慢出現，對身體健康造成極大影響。

但在生活中，人們普遍缺乏保持良好睡姿的意識，往往怎麼舒服怎麼睡。由此造成的結果是，睡醒後總覺得頭昏眼花、腰痠背痛、疲憊不堪，其實都是因為沒有睡對。

正確的睡姿應該如下：

側睡時，頭部和肩部要稍稍往後移一點，雙膝可保持微屈，雙腳上下併攏即便是在睡眠中也要讓肌肉保持自然的放鬆狀態。

仰睡時，兩腿不要伸得過直，在雙腿彎曲的地方墊上一個枕頭，使之可以保持一定弧度。如果腿部一整夜都保持過直的狀態，身體各部分肌肉會受到拉扯，長期處於緊張狀態，脊椎也會因為肌肉的作用而讓生理曲度趨向變直。

最不健康的睡覺方式就是趴睡。趴睡時，體內臟器會被壓在身體下面，不利於正常呼吸，也無法讓頸部保持在自然狀態。趴睡還會增加腰椎弧度，導致脊椎後方的小關節受壓。趴睡時，頸部需向側面扭轉才能使頭歪向一邊，這樣很容易造成頸肌受傷。如果經常肩頸痠痛，有可能是在晚上翻身時過度拉扯頸椎，從而讓頸椎「傷上加傷」。

有些人睡覺時習慣把雙手交叉放在胸前，這也是非常不好的睡覺習慣。這樣會壓制心肺功能，還容易做噩夢。

如何保持正確的睡姿，對很多人來說是一大難題。因為晚上睡眠的時候，人體會在不知不覺中變換姿勢。這是身體的自我保護機制。當身體長久處於某種姿勢，勢必會造成肌肉疲勞。儘管睡夢中並沒有意識知覺，但身體會自動翻身。所以對身體健康的人來說，不需要太過拘泥究竟以哪種方式睡覺才更健康。如果夜晚睡覺姿勢非常不好，身體可以感覺到呼吸不暢、頸椎受壓等狀況，通常會自我調整。這也正是人體的奧妙。因此床墊不能選擇過軟，必須讓身體好翻身才行。

想要更健康睡覺，有幾點要注意：

（1）晚上要定時睡覺，養成固定時間入睡的好習慣。最好的時間是在晚上十點前入睡，如果到了十一點還沒有進入睡眠狀態，就會開始消耗第二天的精氣神，會讓人整個白天都無精打采。

（2）儘量提前起床。看似在床上多眯一會兒會更舒服，但提前五分鐘起床可以更充分地喚醒身體機能，並節省出更多時間做事。

（3）晚上睡覺注意被窩的冷熱，太冷或者太熱都會影響睡眠品質。

（4）即便已經睡眠充足，也儘量不要在半夜時起床。雖然此時可能感覺精力充沛，但起床過早會消耗掉過多精力，反而會造成白天極容易困倦。

（5）上班族一般都比較缺乏睡眠，所以如果條件允許，週末可以適當賴床睡懶覺。這樣做可以為下一週的工作養精蓄銳，也是一種不錯的休養生息。

現代生活習慣、方式給很多人的身體帶來極大的負面影響，尤其熬夜往往是萬病之源。但只有先學會如何睡覺，才可以保養出健康的脊椎。

洗臉刷牙時彎腰，腰背負擔大

對腰部來說，負擔最大的姿勢就是「彎腰加上半身前傾」。例如洗臉刷牙、拿起放在較低位置的物品時，都使用到這種姿勢。此時必須依靠背肌的力量來支撐，才能避免上半身不會過於往前傾倒，所以施加在腰部的力量就會變大。

有很多椎間盤突出患者，早上起床盥洗時，經常覺得腰痛。這是因為人體在夜晚睡眠休息時，肌肉、韌帶會進入更深的恢復狀態，但因為脊椎有問題，便無法隨著身體醒來而恢復到「清醒」狀態，因此會僵硬、不靈活。有很多上班族為了趕時間，不顧身體發出的信號，每天早晨都是急急忙忙起床盥洗，且經常以彎腰翹臀的姿勢來洗臉刷牙，看似正常的日常動作，卻正在一步步損害身體。

這樣半蹲不腰痛

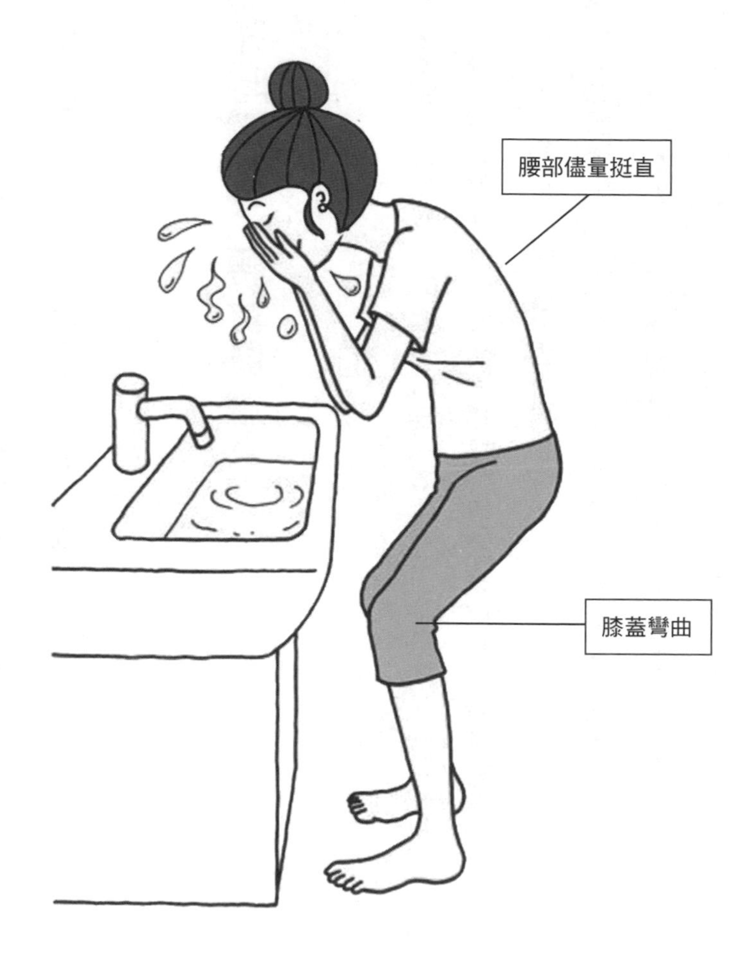

洗臉刷牙、在廚房煮菜、清洗東西，還有在較低的位置工作等等，應用半蹲姿勢，膝蓋稍微彎曲，腰部盡量挺直，以減少腰部的負擔。

盥洗姿勢很容易被忽略，卻是椎間盤突出的成因之一。平時盥洗的動作要加以注意，如出現過度彎腰、頭下垂等，就會對腰椎產生非常大的壓力。首先，不管時間再趕，起床後一定要略微活動一下筋骨，重點在腰部。做做後伸、左右旋轉、「伸懶腰」等動作，使腰部不至於從相對靜止的狀態馬上變成會給腰部增加極大負荷的動作，留意避免腰部遭受意外損傷。

刷牙洗臉的正確姿勢應為：膝蓋稍微彎曲，腰部儘量挺直，以減少腰部的負擔。若需長時間維持半蹲的姿勢，可以想辦法讓膝蓋靠著牆壁或櫃子等，或是升高工作台等方式，減輕對腰部的負擔。

使用電腦的正確姿勢

我們每天都在用電腦，但很多人都不注意用電腦的姿勢，形成不良坐姿習慣。調查顯示，平均每天使用電腦達4個小時以上的人，有高達81.6%的比例有脊椎問題的困擾，而且年齡有低齡化的趨勢。

用電腦時間過長、坐姿不正確、桌椅的高度不合適以及長期處於精神緊張狀態中等，在這幾項原因的綜合作用下，頸部會一直處於高壓狀態，椎間盤水分更容易喪失，導致各種頸椎疾

這樣打電腦，腰部不吃力

雙手儘量
靠近身體
螢幕位置比
視線稍低
收下巴
可在背部
放個靠墊

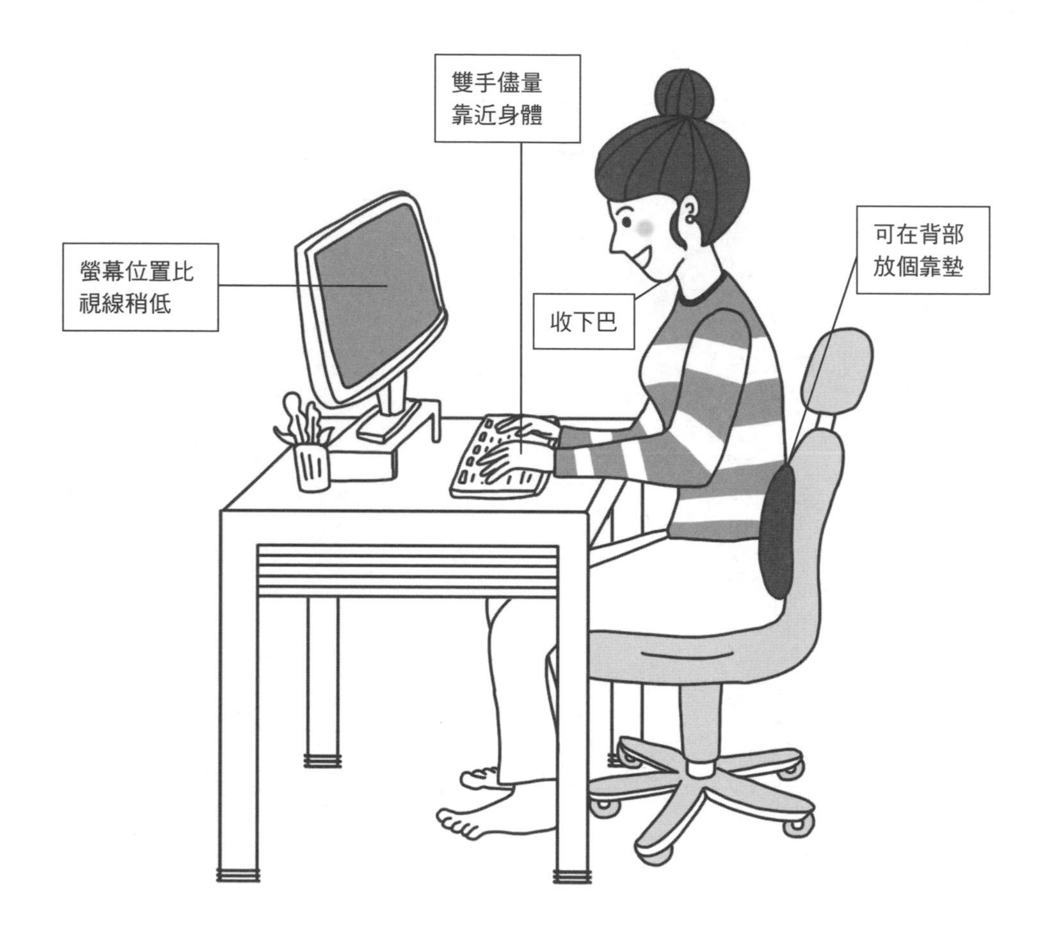

打電腦時除了腰部可能會痛，肩膀也會痠痛。所以最好將電腦螢幕的高度，調整至比視線稍低的位置。坐時背部緊貼椅背，或可放個靠墊在背部，以穩定腰部。

病，除了肩頸痠痛，如滑鼠手（腕隧道症候群）等，都和頸椎有關。

平時在用電腦的時候，要避免長時間盯著螢幕看，每隔一段時間就站起來活動一下，可做一些簡單的頸部和軀幹伸展動作，適當眺望遠方，放鬆眼睛。如果因為工作而需長期使用電腦，一定要注意電腦螢幕不要高過視線水平，否則一直仰頭看電腦螢幕，久而久之會引起頸部疲勞。

久坐也會傷害腰椎，在辦公椅後面加一個靠墊來支撐腰部，可以有效緩解腰椎問題。有些人在電腦前喜歡翹腳，容易導致骨盆歪斜與脊椎側彎，要特別注意。

前面提到的滑鼠手，又稱腕隧道症候群，這是因為使用電腦的姿勢不良，壓迫到腕隧道的正中神經，導致手麻、手指出現刺痛感、甚至無力到握不住東西。滑鼠手初期可以透過休息、熱敷、伸展手部筋腱改善，若症狀加劇，則需穿戴腕關節護具固定患部，並搭配類固醇藥物、復健物理治療。如果上述保守治療都無效，就必須考慮手術減壓治療。

使用電腦時，有幾點要注意。

一，選擇合適的座位。座椅的靠背高度要合適，而且要有扶手，坐的時候最好整個臀部能坐滿椅子，使背部可以完全靠在椅背上，並注意保持後背挺直。

二，每隔一段時間就起身動動身體，放鬆脊椎也放鬆眼睛。

三，電腦螢幕的高度應比視線稍低。在這個角度上，簡單地下視就可以看清電腦內容，可避免仰頭或者低頭對頸椎形成慢性傷害。同時這個角度也是眼睛最舒服的看物角度，如果電腦螢幕過高，會因為過度仰視而容易造成視覺疲勞，受到的電腦輻射面積也最大。

四，坐下的時候不要翹腳，兩隻腳可以前後交錯放置，腳底應可以採到地板，若身高不夠，可在下方墊個箱子，讓小腿跟膝蓋呈90度，這樣可以保持較長時間的穩定姿態，而不會感覺太累。

使用電腦的空檔，可做一些簡單伸展動作，將兩手朝側面張開，呈180度，高度與肩齊平，再往前往後伸展。每天早晚或者在工作空檔都可以做，對頸椎、腰椎等部位是很好的訓練，有助緩解脊椎病症。

如果在工作中感覺到肩頸部位不舒服，可以做聳肩動作。做的時候要注意頭部須時刻保持正直狀態，挺胸拔頭，兩臂自然垂直於體側。聳肩不是縮頭，一定要注意。

開車的正確姿勢

在現代化的文明病中，頸椎問題成了困擾大多數人的病症，對於開車一族來說，不良的駕車習慣會使頸椎病情雪上加霜。

常開車和坐車的人多有頸椎問題，也都習慣性地買一個保護頸椎的軟枕戴在脖子上。但這只是對頸椎的「售後」措施，想要避免頸椎病的困擾，還要從根本上找原因。

在部分交通追撞事故中，司機和乘客都會出現不同程度的頸椎傷害。這是因為發生追撞時，車輛會對前車造成巨大衝擊，乘客在慣性作用下，身體會劇烈晃動而前傾過度。頸椎部位是全身唯一沒有任何保護措施的身體組織，頭部撞到車內任何一個部位，都會造成頸椎骨折，並且還可能給患者留下終生後遺症。

相關資料顯示，在26%的追撞事故中，駕乘的頭部和頸部都會受到損傷。如果駕駛過程中使用汽車頭枕，可以降低40%頸椎受傷率。頭枕不但可以增加駕乘的舒適度，而且能保護頸部。正確使用駕駛頭枕，意義堪比系好安全帶。這一點，也是安全駕駛的必要前提。

想要保持正確的駕駛姿勢，還要注意以下幾點：

首先，要儘量保持整個身體和座椅充分接觸，包括頭部和頸部。及時調整座椅頭枕的高度，可以將由慣性帶來的衝力傳遞給汽車座椅，降低意外事故給頸椎帶來的傷害。

其次，頭部和頭枕之間的距離要儘量小，以不超過4公分為宜，這也是保護頸部的最大安全距離。頭枕應該安裝在與耳朵上沿平行的位置，或是處於頭頂部下方約8公分的地方。調整好頭枕的高度後，一定要牢牢固定，防止在行車過程位置偏移。

此外，還有一些小細節也要多加注意，如後排中間的座位同樣需要加裝頭枕。女性在開車時往往容易忽略去調整座椅的高度，如果因為身高等原因而無法使座椅和頭枕完全滿足需求，可以自行加裝靠枕輔助。

做好保護措施後，還需要更正一些不良駕駛習慣，把對脊椎的傷害降低到最低程度。

（1）駕車時要目視前方。很多駕駛為了分辨路況，身體會不自覺前傾或扭曲。從生理學上講，這樣的角度對頸椎的傷害最大。

（2）也有人因為座椅的遠近高低不合適，而在長期駕駛的過程中導致頸椎疲勞。正確的駕駛姿勢首要一點便是調整好坐姿，並將座椅調到合適的位置，使整個脊椎的四個生理彎曲能充分依附在座椅靠背上。

長途駕駛時，身體始終處於相同姿勢，因而更容易出現頸部和後背僵硬痠痛。此時最好臨時停車活動一下，或到最近的休息站休息半小時，利用短暫的停車時間來做一些簡單的伸展，避免脊椎過勞。此時，可以做幾個簡單的動作。

一，頭分別向左右及下方各慢慢重複轉動5次，調整呼吸。這樣做可以減輕頸椎承受的壓力，儘量放鬆肩頸部的肌肉，增加頸椎內椎動脈的供血量和供氧量，防止因長期駕車而出現腦缺氧。

二，雙臂後伸，用兩手反抓住座椅的後背，胸部前頂，臉後仰至45度，重複5次。這樣做可以充分伸展肩關節，並完全打開胸廓，有效改善含胸駝背的姿勢。

三，背部挺直，兩手抱住對側肘關節，雙臂抬起放在腦後，低頭，眼睛下視，深呼吸5次後慢慢恢復到原來的姿勢。這樣做可以拉伸脊椎各個椎關節，減輕駕駛中因多種不良姿勢而造成的疲勞狀態，還可以預防椎間盤突出。

四，身體坐直，肩膀放鬆，右手搭在方向盤上，左手向後放在靠背上，用腰帶動身體向左轉，再交換位置向反方向轉動。這樣做可以充分活動腰椎及腰部的肌肉和韌帶組織，能有效緩解身體僵硬和腰痛問題。

五，雙手放在方向盤上，掌心向下，輕輕下壓。以感覺到手腕受到一定程度的拉伸，再用掌心適度向下壓。這樣一個簡單的動作，可以充分活動到腕關節。

開車的時候，只要注意好這些小細節，就能有效避免脊椎問題。

愛護脊椎請戒煙

吸煙是健康的頭號殺手，會引發肺部疾病，容易導致癌症。最新研究顯示，吸煙同樣是脊椎病的首要隱患。

澳洲科廷大學的相關人員曾經做過一份調查，追蹤三千名吸煙者發現，吸煙和脊椎病有著非常緊密的聯繫。這份調查的參加者多為20歲左右的年輕人，其中也包括一些未成年人。調查顯示，愈早開始吸煙的人，成年後有脊椎問題的比率愈高。很多吸煙者患有後背疼痛、炎症性疾病，甚至出現椎間盤退化。更令人驚訝的是，吸煙和脊椎病之間的聯繫其實是雙向的。也就是說，吸煙的人更容易患上脊椎病。患有脊椎病的人，也更容易有煙癮。

抽煙還會對骨骼造成不可逆的影響。當香煙中的尼古丁進入肺部，透過血液循環被身體吸收引起血管收縮，導致流入脊椎骨的血流量減少，使椎間盤得不到足夠營養，患者便會出現疼痛和炎症等不適表現，增加患上脊椎病的風險。

尼古丁有一定的鎮痛作用，所以很多脊椎病患者會以抽煙方式來緩解痛感。使疾病和抽煙造成的相互影響惡性循環。

在整個脊椎中，抽煙對腰椎的影響最大。統計顯示，抽煙者發生下腰部疼痛的比率要明顯高於不抽煙者，煙齡愈長、抽煙量愈大，腰部疼痛的比率愈高。抽煙除了會影響脊椎血流量供應，還會因呼吸系統的疾病而引發咳嗽，導致腹肌和腹背肌均出現強烈收縮，腹內壓增加，椎間盤內壓也相應增加。一旦壓力超出椎間盤承受的範圍，就容易椎間盤突出。

吸煙還會加快骨質疏鬆症，產生脊椎疼痛。吸煙也容易導致慢性炎症，僵直性脊椎炎便是因吸煙而引起的一種脊椎炎症。這是因為吸煙會導致免疫力下降，免疫機能失調，恰恰會引起僵直性脊椎炎。相比不吸煙者，吸煙者患上這一病症比率要高出78%。

第8章

科學飲食，給脊椎最需要的營養

俗話說，病從口入。其實，只要吃得正確，健康一樣也可以從口入。脊椎上的疾病雖多源於長期的慢性傷害，但輔以均衡的飲食，供給脊椎需要的營養，就可以讓原本疲勞的脊椎恢復活力。這裡有兩個關鍵點：一是飲食要均衡；二是飲食要有重點。做好這兩點，脊椎煩惱就會愈來愈少。

酒喝太多容易傷脊椎

日常交際中，喝酒是很常見的。在很多養生理論中也提到，每天小飲一杯酒可以起到活血化瘀的作用，對身體健康大有裨益。但以飲酒來保健有一個基本前提，就是不能醉酒。人們都知道醉酒傷肝傷胃，但長期醉酒，還要小心頸椎問題。

大量飲酒後，體內的血脂會出現代謝障礙，使骨骼內血流速度逐漸減慢，甚至發生停止現象，使體內骨質因為缺少血液的營養供應而壞死。若經常喝醉，會嚴重影響鈣質在骨頭上的沉著以及營養成分的吸收，所以醉漢更容易罹患骨質疏鬆症，容易因輕微意外傷害骨折。這一系列骨頭上的病變，最終都會使得頸椎、腰椎部位更容易出問題，從而出現頸部和腰腿部的疼痛感，最終發生脊椎病。

因為喪失對身體的支配能力，酒後跌倒的現象也很常見。頸部是身體上最脆弱的骨骼，意外跌傷時很容易引發頸椎錯位。如果跌傷情況嚴重，甚至可能導致椎關節突出，擠壓到神經根和骨髓，而導致癡。

如果患有脊椎方面的疾病，除了需要嚴格控制飲酒量，還要及時加強訓練，儘量避免飲酒對身體造成二次傷害。

酒後除了需要注意解「酒毒」，為了保護脊椎健康，酒後睡覺時要儘量採用慢回彈材質的保健枕來緩解骨骼承受的壓力。這不但對保護頸椎的生理彎曲有特別好的效果，而且也有助於醉酒後更好地進入睡眠狀態，協助身體儘快從酒醉中恢復過來。

合理飲食，才是脊椎想要的

若有脊椎病，飲食的首要原則為「合理搭配」。關於吃飯這件事，不論有病沒病，都要注意營養均衡，避免單一偏食。

脊椎病患者在飲食中要注意營養全面。選擇主食以粗細兼有為宜。主食的主要作用是提供身體熱量，包括米和麵兩種。主食中的粗食和細糧的營養成分不同，要搭配吃。副食的作用是負責調節生理機能，如豆類、水果和蔬菜。但人只吃主食或者只吃副食，都會生病。真正的健康餐應該是主副搭配、粗細均衡，才能確保骨骼吸收到足夠的營養，有利促進脊椎問題及早康復。

除了飲食合理外，有脊椎病者還要注意，飲食需要有重點。

在常見的脊椎病患者中，骨質增生和骨質疏鬆是最常見的病因，此時患者要多補充鈣質、蛋白質、維生素B、C和E。這是因為骨骼的主要組成成分為鈣，可以食用牛奶、魚、豬大骨、黃豆、黑豆等鈣含量較多的食物。蛋白質也是體內韌帶、骨骼和肌肉維持正常運轉所不可缺少的營養。多補充維生素，可以有效緩解脊椎病引起的疼痛症狀。

以下食品很適合椎間盤突出患者食用。

蛋白質含量多的食品：如豬肉、雞肉、牛肉、肝臟、魚類、貝類、起司、雞蛋、大豆和豆製品。

鈣含量多的食品：如魚、牛奶、起司、優酪乳、芝麻、綠色蔬菜、海藻類。

維生素B含量多的食品：如糙米、大豆、花生、芝麻、綠色蔬菜。

維生素C含量多的食品：如蕃薯、馬鈴薯、油菜花、花椒、高麗菜、芹菜、草莓、柿子、檸檬。

維生素E含量多的食品：如大豆、花生、芝麻、杏仁、植物油。

中醫學認為，脊椎病屬於濕熱阻滯經絡，因此可以多吃一些如葛根、苦瓜、絲瓜等有清熱、解肌、通絡效果的果菜。如果濕熱變成了寒濕，則要多吃羊肉等有溫經散寒作用的食物。還有部分脊椎病人是屬於血虛氣滯型，這時可以多吃公雞、鯉魚、黑豆等食物。

飲食療法最根本的原則對症飲食。根據身體所表現出來的不同病症，選擇不同食材，才會有利脊椎病早日康復。

在常見的脊椎病中，經常還會伴有一些併發症。如果伴有視力模糊或者經常流淚的現象，要多吃含有鈣、硒、鋅類的食物，如豆製品、動物肝臟、蛋、魚、蘑菇、蘆筍、胡蘿蔔等主副食品。如果脊椎病並伴高血壓，需要多吃新鮮蔬菜和水果，如豆芽、海帶、木耳、大蒜、芹菜、地瓜、冬瓜、綠豆等。

若是因為血管堵塞而導致脊椎供血量不足而引起的脊椎問題，通絡活血後會對病症有一定的緩解作用。適量飲酒便可以起到此作用。適當飲酒，還可以起到疏筋驅寒、壯神提氣、遣興消愁的作用，並可適當擴張血管，緩解身體上的緊張疲勞感，能有效改善睡眠品質。

儘管飲酒對身體有一定的好處，但過量飲酒的後果也很可怕。尤其對於脊椎病患者來說，酗酒醉酒都會讓病症反覆發作。酒類飲品中含有大量乙醇，即酒精，當攝入過量時會起到抑制骨細胞形成的效用，影響脊椎新骨的生長。大量飲酒還會嚴重損害肝臟功能，影響維生素D的活化效果，降低對鈣、磷的吸收，使骨質流失，造成骨質疏鬆症，加重頸腰痛症狀。

與其讓脊椎深受醉酒的傷害，不如以茶代酒，以利脊椎健康。茶葉中含有生物鹼、茶多酚和脂多糖，都有很好的藥用效果。常喝茶可以有效緩解脊椎病症引發的疼痛，並改善身體血液循環，提高肌力、肌張力和耐力、消除肌肉疲勞，並促進新骨形成，預防和延緩骨質疏鬆症。

但愛好飲茶者要注意，適當飲淡茶對健康非常有益，如果長期喝濃茶，於健康也有損。濃茶中含有的大量咖啡因有明顯的利尿作用，會增加鈣的排泄量，久而久之同樣會導致骨質疏鬆症，並引起腰背疼痛。

喝茶時也要注意一點：茶中含有的鞣酸（單寧酸）可與食物中的鈣、蛋白質結合，形成不溶性沉澱物，影響身體吸收鈣質和蛋白質，因此不建議飯後立即飲茶，否則極容易造成消化不良，且會致使多種營養喪失，還會影響到骨質正常代謝。

茶水雖好，想要喝茶養身體，也是有原則性的：清淡為好，適量為佳，飯後少飲，睡前不飲，即泡即飲，服藥不飲。

老年人即便沒有患脊椎病，也經常會腰腿疼痛，此時可選偏溫性的食物，不宜食用生冷食物。如果平時飲食偏鹹，會造成腎臟負擔，也會引發腰痛。所有脊椎病患者都要避免吃寒涼之物，注意保暖頸部和腰部，飲食以清淡為主，不吃煎炸製品，以免症狀加劇。

平時多喝湯，保骨又健康

日常飲食中，喝湯，是一種可以起到保骨作用的方法。

中華飲食講究吃什麼補什麼。脊椎病意味著骨頭有問題，所以最適合喝大骨湯。用大骨熬湯，骨頭所含有的鈣、磷、脂肪和少量蛋白質都會隨著熬制時間而融進到湯裡。熬制時間愈長，湯中營養成分也就愈多。但也應注意熬湯的時間要適度，過長反而會破壞營養成分。做到「三煲四燉」即可，即煲湯3小時，燉湯4～6小時。多喝大骨湯可以有效改善體內鈣質和磷脂等微量元素的吸收情況，預防骨質疏鬆。

喝湯也有講究，不是說什麼湯好就可以一口氣都喝下去。雖然大骨湯對脊椎病的恢復有很好的功效，但因為骨頭含有大量脂肪，攝取過多，會導致體內血脂升高，反而更容易罹患心血管方面的疾病。進食時，還是應該以適量為基本原則。

除了大補的大骨湯，還可以燉羊肉湯。在脊椎病類型中，有許多患者是因為體內有寒食阻滯經絡而導致脊椎活動不便。此時可多吃羊肉等具有溫經散寒的食物，有助提升體內陽氣，起到很好的禦寒效果。

1. 羊肉湯

主要食材為羊肉、米酒、蔥、薑、花椒、乾橘皮、山楂、鹽。羊肉一般味道較重，入鍋前需要先在涼水中浸泡2小時左右，中間還要換一次清水。將肉切成小塊入鍋，中火燒開，倒入米酒，再放入各種調料。文火煮90分鐘左右，放鹽，再中火燉煮20分鐘左右入味即可。

2. 胡蘿蔔燉羊肉

胡蘿蔔一根，羊肉900克，水3500毫升，米酒、蔥段、薑片、鹽、香油、白胡椒粉適量，可再放花椒提味。將胡蘿蔔和羊肉都切成塊入鍋，羊肉入鍋前要先汆燙，然後入油鍋大火炒至顏色轉白，再放入清水中大火煮開。隨後改用小火煮1小時，放入胡蘿蔔丁繼續燉30分鐘，再放鹽、白胡椒和香油調味即可。

冬季是脊椎病的高發期，因為寒冷刺激會使周身血管收縮，氣血運行緩慢，關節內壓力發生改變，長期疲勞的脊椎周圍就容易出現痙攣、水腫、炎症等，刺激到神經會引發疼痛，或者容易導致舊病復發。中醫上把脊椎病稱之為痹症，有「風寒濕三氣雜至，合而為痹也」的說法。在寒冬時節，適當喝一些羊肉湯來提升體內陽氣，實是避免脊椎發病的關鍵所在。

5道藥膳補脊椎

現代人講究養生，日常飲食中也提倡吃藥膳。很多上班族因為長期坐在電腦前，容易有脊椎病。那麼針對這種情況，吃什麼藥膳對脊椎比較好呢？

根據不同脊椎病，選擇的藥膳也不同。

如果是患上了血虛氣滯型頸椎病，飲食上應該多補充公雞、鯉魚、黑豆等食物。

雞肉有溫中益氣、補精填髓、益五臟、補虛損的保健養生功效，是滋補佳品。中醫認為，公雞為雄，主要有壯陽和補氣的作用，溫補作用較強。

鯉魚的蛋白質含量高，品質也佳，人體消化吸收率可達96%，能供給人體必需的胺基酸、礦物質、維生素A和維生素D。研究顯示，鯉魚的脂肪多為不飽和脂肪酸，食用後可明顯降低體內膽固醇含量，對防治動脈硬化、冠心病等疾病都有好處，這也是多吃魚可以健康長壽的原因。

黑豆有消腫下氣、潤肺燥熱、活血利水、祛風除痹、補血安神、明目健脾、補腎益陰、解毒等多重作用。

多吃這三種食物，可以增強骨骼，促進免疫力提升。下面推薦幾種簡單的做法。

三杯雞

取嫩公雞1隻，食用油、米酒、醬油各80毫升，薑塊，蔥段。公雞洗淨斬成小塊放在砂鍋，所有原料一併入鍋。用中火燉，大概每十分鐘翻一次，以防粘鍋。約半個小時後燉至收汁即可。

紅燒鯉魚

鯉魚1條，麵粉25克，蔥白5克，醬油25克，料酒25克，生薑5克，味精1克，胡椒粉1克，辣椒1克，鹽1.5克，芝麻油2克。

鯉魚洗淨，入水前要在兩邊各斜切五刀以便肉質好入味。用油煎魚至兩面呈黃色，再烹入料酒，依次放入辣椒、鹽、醬油、薑片，水燒開後改小火燜熟，再放入蔥白、味精，勾芡，加入芝麻油、胡椒粉，起鍋入盤即可。

黑豆核桃燉雞腳

取雞腿3隻，核桃3個，黑豆適量，薑片2片，紅棗2顆。先用熱水泡雞腿，黑豆要浸泡

30分鐘左右。然後把所有食材全部放進鍋內燉煮，1.5～2小時即可食用。

在所有脊椎病種裡，老年性骨質疏鬆症的治療過程相對比較困難。老年人因為身體和年齡的原因，單純地進行鈣質和維生素的進補，難起到明顯效果，此時可充分發揮飲食療法的作用，補其所虛，增其不足，調節骨質代謝，維持骨含量平衡，慢慢康復。患有骨質疏鬆症者，可以試試以下兩款保健藥膳。

芝麻核桃仁粉

選取黑芝麻250克，核桃仁250克，白砂糖50克。將黑芝麻揀去雜質，曬乾，炒熟，與核桃仁同研為細末，加入白糖，拌勻後瓶裝備用。每日早晚用溫開水送服適量芝麻核桃仁粉，可以起到滋補腎陰、抗骨質疏鬆的作用。

芝麻中含有大量的鈣、磷、鐵等礦物質及維生素A、維生素D、維生素E，有很好的抗骨質疏鬆的作用。黑芝麻滋補肝腎的作用也非常明顯，而核桃仁中同樣含有許多鈣、磷、鎂、鐵等礦物質及多種維生素，對增加骨密度、延緩骨質衰老、對抗骨質疏鬆都有奇效。

此外，還可以用薏仁加白米和糖調和成粉，每天適量食用也有相同效果。

黃芪蝦皮湯

取黃芪20克，蝦皮50克。黃芪切片，入鍋，加水適量，煎煮40分鐘，去渣，取汁，兌入洗淨的蝦皮，加水及蔥、薑、精鹽等調味品，煨燉20分鐘後即成。

黃芪有益氣補脾的作用，所含雌激素可以有效防止和減少絕經後婦女因缺乏雌激素而引起的骨質流失。常喝此湯，可以補益脾腎，補充身體鈣質，有效對抗骨質疏鬆。

大多數病人病情與飲食關係非常密切，而藥膳在與內服、外用藥物的配合下，可以幫助脊椎病患者有效減輕症狀，逐漸平復變形關節部位，使其活動度幾近常人。

10款滋補粥，壯骨又養壽

粥有補中益氣、健脾和胃、補益腎精、益壽延年及養顏的功效。不論哪個季節，都是喝粥的好時候。很多身體不佳或大病初癒的人，醫生都會建議喝粥來保養身體。

常喝健康又營養的粥品，不僅可以確保養病所需營養，也有恢復脊椎健康的療效。以下推薦幾款對脊椎病有好處的粥品。

蕃薯胡蘿蔔糯米粥

取蕃薯50克、胡蘿蔔30克、大棗5～7顆、枸杞10克、糯米100克。將蕃薯、胡蘿蔔切塊；糯米用水泡發後，用適量水煮開加入其他備品煮熟。此粥可常食。

這一款粥特別適合骨結核患者飲用。因為身體的特殊病症，骨結核患者日常的飲食趨於單一。常喝蕃薯胡蘿蔔糯米粥，可以補充骨骼所需多種營養，對骨結核患者恢復體能有很大好處。

防己桑枝粥

取防己12克，桑枝30克，薏仁60克，赤小豆60克。製作此粥的要點為熬制的時間，待所有材料全部入鍋後，需要用文火煮2～3小時。防己桑枝粥有舒筋活絡的作用，對氣滯血瘀型脊椎病有很好的療效，尤其適合椎間盤突出患者服用。

橘皮粥

把橘皮50克研成細末備用。取白米100克，放入鍋內加清水煮至粥將成時，再加入橘皮，繼續煮10分鐘即可。橘皮，在中藥材中又叫陳皮，有理氣運脾的功效。患者產生脊椎問題後，多會有脾胃失調的現象，橘皮粥可用於緩解腹脹，並促進脊椎部位組織對營養的吸收。

綠豆粥

綠豆粥是消夏時分常見的一種飲品，具有清熱解毒、消暑除煩、止渴健胃、利水消腫的功效而廣受歡迎。常喝綠豆粥，可緩解頸椎病帶來的多種不適症狀。

在熬煮時需要注意，先用清水把綠豆煮爛，再放入白米用中火熬煮30分鐘左右即可。或者先把綠豆在水中泡一夜，可減少熬煮的時間。冷卻後，加白糖拌和食用。

黃瓜粥

研究證明，黃瓜含有豐富的鉀鹽和胡蘿蔔素、維生素C、維生素B_1、維生素B_2、蛋白質以及磷、鐵等營養成分，這些成分都是補充骨骼營養必需。經常食用黃瓜粥，還可消除雀斑、美白皮膚，並實現減肥效果。

熬黃瓜粥時要注意，可在粥內加入少許生薑。待到米爛後放入黃瓜片，再煮至湯稠，加入鹽調味即可。

荷葉茯苓粥

取荷葉1張，茯苓50克，白米或小米100克，白糖適量。先將荷葉煎湯去渣，把茯苓、洗淨的白米或小米加入藥湯中，同煮為粥。出鍋前將白糖入鍋，根據個人口味適量添加。

荷葉茯苓粥有清熱解暑、寧心安神、止瀉止痢的功效，能有效緩解脊椎病引起的各種病症以及情緒不良、神經衰弱等現象。

雙仁五加粥

取薏仁50克、桃仁（去皮）6克、刺五加15克、白米50克、白糖適量。薏仁、桃仁、白米洗淨放鍋中加水適量，刺五加要先煎取汁液放鍋中同煮，才可收到最佳效果，隨後可加適量白糖。

薏仁含有多種維生素成分，可作為病中或病後體弱患者的補益食品，有抗癌作用。桃仁可舒張血管，增加股動脈血流量，降低血管阻力，有助擴張血管壁。此外，桃仁還具有抑制血液凝固和溶血的作用，能夠幫助改善體內循環系統。長期食用，可以從根本上杜絕脊椎病的發病條件。刺五加，有增加免疫力的作用，有助抵抗疲勞和快速恢復精力。

從這三款主要食材的功效來看，雙仁五加粥絕對是治療脊椎病的首選藥膳。尤其是患上風寒濕症頸椎病時，常食用此款粥品，可明顯改善疼痛。

人參棗粥

取人參3克、白米50克、大棗果肉15克、白糖適量。將人參粉碎成細粉，大棗洗乾淨去核，白米、大棗果肉放入鍋中加適量水，用武火燒沸，再改文火慢熬。粥熟後調入人參細粉及白糖適量後即可食用。

此粥最大的功效是補益氣血，適用於因氣血不足而導致頸椎問題的患者。

黃芪桂圓肉粥

以黃芪20克、桂圓肉20克、白米50克，加白糖適量熬粥，飲用後可以起到氣血雙補的功效。年老體弱、氣血不足的頸椎病患者，尤其適合喝此粥來改善疾病症狀。

山楂丹參粥

山楂50克，丹參15克，白米50克，冰糖適量。洗淨山楂片、白米、丹參，先煎丹參除渣取汁。放入食材後，用大火煮沸，再文火熬煮成粥，加入適量冰糖後口感更好。此粥的主要作用為活血化瘀，通絡止痛。當因頸椎病而出現頭頸酸脹、視物不清等症狀，喝此粥的療效最好。

另有一點需要提醒，粥雖好，糖尿病人卻要少喝粥。因為粥的消化速度快，會導致體內血糖在短時間內快速升高。如果患有胃病，喝粥也要謹慎。因為喝粥不用慢慢咀嚼，不能促進口腔唾液腺的分泌，而且水含量偏高的粥在進入胃裡後，會起到稀釋胃酸的作用，加速胃部膨脹，使胃運動趨於緩慢，同樣不利消化。

腰臀肌筋膜炎，吃韭菜加冰糖

現代人的工作壓力巨大，長時間彎腰或是坐姿不正確，都極有可能造成腰部的損傷，露臥貪涼、汗出當風、風寒濕邪侵襲腰部等都會導致腰部痙攣、水腫、局部充血以及慢性無菌性炎症等。如果不注意休息調養，就會引起腰部損傷，致使腰部隱痛，甚至經常反復發作。

給大家介紹一個很有效的內服方子：鮮韭菜根、冰糖各30克，洗淨新鮮的韭菜根，加入適量的水，加入冰糖調勻，每次喝的時候應該先溫熱。韭菜能溫陽補虛，理血行氣，《本草拾遺》稱其能夠調和臟腑，有治療胃寒的作用，而韭菜根行氣散瘀的效果更佳。韭菜對身體虛弱、跌打刀傷都有療效。

用這種方法治療時，建議大家多做康復訓練，尤其是腰部，加強腰背肌訓練，可以促進血液流通，同時加強腰部肌肉的力量。

對於因長時間勞動或坐姿不當引起的筋膜炎可以做以下動作緩解：

（1）兩手微微握拳，不要太緊，輕輕叩擊腰部兩側凹陷處，力量要均勻，絕對不能過度用力，每次叩打的時間以不超過2分鐘為宜。

（2）雙腳分開與肩同寬，兩手背在後面，沿腰兩側肌肉上下按揉100次，最好是感覺到腰部有微微發熱。

（3）雙手叉在腰部，雙腳分開與肩同寬，腰部放鬆，呼吸平緩，做前後左右旋轉搖動，開始旋轉幅度應該輕緩，逐漸加大，最佳的次數以90下為宜。

（4）彈撥痛點的次數約為20次，最佳的時間為2分鐘。

還有一個方子能緩解腰臀肌筋膜炎：大豆200克，米酒300毫升，將大豆炒熱之後，趁熱用酒浸泡，加入少量水之後煮成汁液，頓服。大豆性平味甘，可以起到潤燥消水、消炎解毒、排膿止痛、健脾寬中、益氣的作用，《日用本草》中說其可以「治腫毒」。大豆裡面富含豐富的蛋白質以及人體所需的胺基酸，還有大豆皂苷，可以提高人體免疫力；米酒又稱酒釀、醪糟，性溫，能夠補血活氣，散結消乳，《本草綱目拾遺》中稱其可以「行血易髓脈」。米酒中有多種維生素、葡萄糖、胺基酸等營養成分，飲用後可以提神開胃，並有養血活氣、補腎滋陰的功能，溫熱飲用對腰酸背痛、風濕性關節炎、手足麻木等疾病都有很好的療效。

骨質增生，熬點薏仁五加粥

如今，受骨質增生（骨刺）折磨的人愈來愈多。骨質增生不一定是種疾病，有時它只是人體骨骼為了適應用力特點、習慣性姿勢、損傷等發生的特殊變化，是為了維持人體新平衡產生的防禦性反應。

如果骨質增生沒有引發任何不良症狀，則無須治療，因為人的每處骨質增生生長都有限度，不會沒有限度地生長下去。但是對於老年人來說，體質逐漸虛弱，關節潤滑度逐漸下降，增生骨質可能會磨損關節，出現疼痛、腫脹、活動受阻等症狀，這個時候就需要治療。

從中醫的角度來說，腎主骨，骨骼和腎之間有著密切關係，並且，瘀血滯留關節或風寒濕痹侵襲均會誘發疼痛。根據骨質增生發生的原因不同，中醫將其分成風寒濕痹型骨質增生、氣滯血瘀型骨質增生、腎陽虛弱型骨質增生。本節主要介紹的就是風寒濕痹型骨質增生。

風寒濕痹型骨質增生的主要症狀為：長骨刺的部位痠痛沉重，嚴重時關節難屈伸，有時關節麻木，同時向周圍放射，陰雨天氣時病情會加重。

骨質增生無法在短時間內治癒，但可以在日常生活中逐漸保健調養，給大家推薦一道藥膳——薏仁五加粥。

具體烹調方法：取刺五加15克，桂枝8克，薏仁、白米各50克，將鍋置於火上，加適量清水，水沸後，放入刺五加、桂枝、薏仁、白米，等水再次沸騰，轉成小火慢熬。痛的時候每天吃1次。

此方之中的薏仁有利濕健脾、舒筋除痹、清熱排膿之功，可治療風濕痹痛、筋脈拘攣等症；刺五加有非常好的補腎強腰、益氣安神、活血通絡之功，可治療胸痹疼痛、風寒濕痹、跌打腫痛等症。此粥利濕除痹、活血通絡、補中益氣之功非常好，能夠很好地治療風寒濕痹型骨質增生。

骨質疏鬆，喝點山藥大骨湯

現在，很多年紀不大的人卻出現了骨質疏鬆，可能是久坐、長時間不活動、精神緊張等因素所致。一提到骨質疏鬆，多數人首先想到的就是「缺鈣」，實際上，這並不是主要原因，人們之所以會缺鈣，主要是腎精不足所致。中醫是如何治療骨質疏鬆的？

腎精充足的人，很少有骨骼疾病，而且骨頭非常堅硬，不會患骨質疏鬆。腎為先天之本，腎主骨藏精。腎藏精是主骨的實質、物質基礎，在骨的發生、成長、退化演變過程中起著重要作用。人之五臟六腑皆源於腎中的先天之精，即生骨之精氣，若沒有先天之精，骨髓則不生，骨不能成。

想讓骨頭生長旺盛，也需依賴後天之精氣，以讓骨頭從嬌嫩變成熟，從成熟變強健；反之，若骨頭從強健變虛弱，由虛弱變痿軟，很可能為後天精氣虧損所致。因此，要預防骨骼早衰，延緩骨骼退化，必須照顧好後天精氣。

從這裡也能看出，腎精虧虛為骨質疏鬆的主要誘因。現代醫學對骨質疏鬆進行研究後把骨質疏鬆歸入「骨痿」「骨痹」的範疇。

腎精虧虛為骨痿之根本，火熱內灼為發病的中間環節，骨水空虛為發病的直接原因，足不任身、腰脊不舉為其特徵性表現。腎水不足就無法制水，進而導致火熱內盛，進一步消耗腎中精氣，導致腎無所充，骨髓非常虛弱，一定不能滋養骨頭，久而久之，就形成骨痿，主要表現為：無法支撐身體、行動不便。

骨質疏鬆的另一種歸屬為骨痹，寒痹在骨痹裡面最常見。寒痹又名痛痹，主要表現為骨髓酸痛，而且覺得骨頭沉重，舉不起來。高熱之邪入侵體內也容易誘發骨痹。

中醫理論：腎主封藏，主骨生髓，純虛而無實證。因此，骨痿、骨痹的出現皆因腎虛所致。若在腎虛的基礎上患內生火熱、骨髓空虛即為骨痿，此即為純虛之證；腎虛基礎上感受風寒濕熱之邪入侵體內，即為骨痹，是虛中夾實之證。因此，骨質疏鬆和腎精不足有直接關係。對於因腎精虧虛而出現骨質疏鬆的患者，我們推薦山藥大骨湯。

具體做法：備好山藥、豬大骨、香菇、香菜、薑、調味料。先將大骨清洗乾淨，冷水入鍋，放幾片老薑去腥。之後將初鍋水倒掉，將鍋內放滿水，放入香菇、蔥、薑。調入少量料酒，開大火煮沸，之後轉成小火繼續燉3小時。將山藥去皮後切成滾刀塊，用鹽水抓幾下，沖洗乾淨，以去掉山藥表面的黏液；將山藥倒入鍋中，開大火煮沸，之後轉成小火繼續燉1小時。食用前撒些鹽調味，盛到湯碗內撒些蔥花、香菜即可。

山藥有健脾、固腎、益精之功；豬大骨裡面富含鈣質，能為骨質疏鬆的患者補充鈣質。此湯美味開胃，還能夠補充體力，提升自身免疫力。

落枕，就喝韭菜煮黃酒

落枕易出現在起床後，入睡前不會有任何症狀，早上起來時卻會覺得頸背酸痛，頸部活動也顯著受限，說明落枕與睡姿有密切關係。

導致落枕的主因有兩個：一為肌肉扭傷。常因夜間睡姿不正確、頭頸部長時間處在過度偏轉位置或睡覺過程中所枕的枕頭過高、過低、過硬，使得頸部肌肉緊張、頸椎關節扭錯，誘發氣血運行不暢，局部疼痛、不舒服，動作顯著受限等。

二為受風寒。可能為睡眠過程中受寒、夏季貪涼，使得頸背氣血瘀滯、筋絡痹痛，誘發僵硬疼痛、動作受阻。

給大家提供個便宜實用的小驗方——韭菜煮黃酒。

做法：取韭菜30克，放入鍋中，加黃酒90毫升，趁熱飲服。

韭菜是多年生草本植物，其種子、葉都能入藥，韭菜中富含維生素B、維生素C等，將其搗碎、打汁，有消炎止血、止痛之功。而且韭菜性溫，可治療跌打損傷、痛經等症。

其實，按摩也有不錯的效果，可以將兩種方法配合在一起。下面再為大家介紹幾種適合落枕的按摩方法：

（1）按摩者站在落枕者身後，取一指輕按頸部，尋找痛點，之後用拇指從該側頸上方起，至肩背部依次按摩，按摩痛點，至明顯感到酸脹即可，反覆按摩2～3遍，之後用空心拳輕叩按摩過之處，重複2～3遍。按摩、輕叩之法能迅速讓痙攣的頸肌鬆弛、止痛。

（2）併攏左手或右手中、食、無名指，尋找頸部壓痛點，力度由輕到重按揉5分鐘左右。左右手交替按摩；用小魚際從肩頸處由上及下，由下及上輕快迅速擊打2分鐘左右；用拇指、食指拿捏左右風池穴、肩井穴1～2分鐘；用拇指或食指點按落枕穴，等到出現酸張感再繼續按2～3分鐘；最後，頭頸部前屈、後仰、左右側偏、旋轉，動作的進行要緩慢，不能用力過猛（穴位圖請見第2頁）。

（3）自我按摩：雙手手掌放到枕部，用力按摩，至局部發熱即可。

國家圖書館出版品預行編目資料

脊椎好，病就少：正脊知識、自我檢測、改善NG姿勢，終結腰酸背痛自救書 / 王淼著. -- 初版. -- 新北市：世茂, 2020.2
面； 公分. --（生活健康；B477）

ISBN 978-986-5408-14-5（平裝）

1.脊椎病 2.保健常識 3.運動健康

416.616 108020607

生活健康B477

脊椎好，病就少：正脊知識、自我檢測、改善NG姿勢，終結腰酸背痛自救書

作　　者 / 王淼
主　　編 / 楊鈺儀
責任編輯 / 李芸
封面設計 / LEE
出 版 者 / 世茂出版有限公司
地　　址 / (231)新北市新店區民生路19號5樓
電　　話 / (02)2218-3277
傳　　真 / (02)2218-3239（訂書專線）、(02)2218-7539
劃撥帳號 / 19911841
戶　　名 / 世茂出版有限公司
單次郵購總金額未滿500元（含），請加50元掛號費
世茂網站 / www.coolbooks.com.tw
排版製版 / 辰皓國際出版製作有限公司
印　　刷 / 傳興彩色印刷有限公司
初版一刷 / 2020年2月

ＩＳＢＮ / 978-986-5408-14-5
定　　價 / 350元